第2章	口腔外科	2
第3章	整形外科	3
第4章	眼科	4
第5章	耳鼻科	5
第6章	泌尿器科	6
第7章	皮膚科	7

マイナー外科
救急レジデントマニュアル

監修 堀 進悟　イムス富士見総合病院顧問
編集 田島 康介　藤田医科大学病院教授・救急科

医学書院

マイナー外科救急レジデントマニュアル

発　行　2016年7月1日　第1版第1刷Ⓒ
　　　　2019年11月15日　第1版第2刷

監　修　堀　進悟
　　　　　ほり　しんご

編　集　田島康介
　　　　　たじまこうすけ

発行者　株式会社 医学書院
　　　　代表取締役　金原　俊
　　　　〒113-8719　東京都文京区本郷 1-28-23
　　　　電話　03-3817-5600(社内案内)

印刷・製本　双文社印刷

本書の複製権・翻訳権・上映権・譲渡権・貸与権・公衆送信権(送信可能化権を含む)は株式会社医学書院が保有します.

ISBN978-4-260-02545-4

本書を無断で複製する行為(複写, スキャン, デジタルデータ化など)は,「私的使用のための複製」など著作権法上の限られた例外を除き禁じられています. 大学, 病院, 診療所, 企業などにおいて, 業務上使用する目的(診療, 研究活動を含む)で上記の行為を行うことは, その使用範囲が内部的であっても, 私的使用には該当せず, 違法です. また私的使用に該当する場合であっても, 代行業者等の第三者に依頼して上記の行為を行うことは違法となります.

JCOPY 〈出版者著作権管理機構 委託出版物〉
本書の無断複製は著作権法上での例外を除き禁じられています. 複製される場合は, そのつど事前に, 出版者著作権管理機構(電話 03-5244-5088, FAX 03-5244-5089, info@jcopy.or.jp)の許諾を得てください.

＊「レジデントマニュアル」は株式会社医学書院の登録商標です.

執筆者一覧

■ 監修
堀　　進悟　イムス富士見総合病院顧問

■ 編集
田島　康介　藤田医科大学病院教授・救急科

■ 執筆(五十音順)
莇生田整治　慶應義塾大学講師・歯科・口腔外科学
内田　敦郎　慶應義塾大学助教・眼科学
緒方　寿夫　南平台緒方クリニック院長
武田　利和　慶應義塾大学・泌尿器科学
田島　康介　藤田医科大学病院教授・救急科
羽生　　昇　国家公務員共済組合連合会 立川病院・耳鼻咽喉科
　　　　　　部長事務代行
舩越　　建　慶應義塾大学講師・皮膚科学

監修の序

　本書の親テキストとなる『救急レジデントマニュアル』は，救急診療を怖がらずに実行するための実践マニュアルである．しかし，救急患者ではマイナー外科の知識・処置を必要とする場合が多く，そのためのよい副読本がないかと探していた．本書の編者である田島医師は，もともとは整形外科専門医であるが，現在は救急医としてERであらゆる傷病を診療できる医師である．彼が患者を診療する手際は，整理され，無駄がなく，しかも安全である．そして『救急整形外傷レジデントマニュアル』を『救急レジデントマニュアル』の副読本として執筆して，好評を得た．彼が，さらに熱意を示して編集したテキストが本書である．

　本書の内容は，形成外科，口腔外科，整形外科，眼科，耳鼻科，泌尿器科，皮膚科など多岐にわたり，いずれもERで救急患者を診療する際のニーズにかなっている．各章の著者は該当領域の専門医であるが，その内容は一般医にも理解しやすいものである．またERで各科にコンサルテーションを行った場合に，コンサルを受けた各科の医師が何を考えるかが網羅されていることは参考になる．読者は，本書を読んで，必ず得をした気持ちとなるに違いない．そして今まで，基本となるスキルを知らなかったために怖がっていたマイナー外科の診療を面白く思うようになるに違いない．診療が楽しくなれば，患者の診かたが深くなり，スキルは向上する．しかも本書の内容は専門医との棲み分けが明快で，ここまでは行ってよいという区分も明解に述べられている．『救急レジデントマニュアル』とはスタイルが異なり，叙述風に記載されていることも，理解のための副読本として適している．今までになかった，読者の高いニーズを満たすマニュアルと思う．

　救急診療の質を高めるには，非専門医の診療レベルを高め，専門医が本来の専門性を発揮できるようにするべきである．しかしこの

点が，医学の各領域でないがしろにされてきた．本書は，救急診療に携わるマイナー外科の非専門医（研修医，救急医，あるいは他の外科系医師）のための好適な入門書といえよう．

2016 年 5 月

堀　進悟

序：読者へのメッセージ

　『救急レジデントマニュアル』の整形外科関連の内容を拡充した『救急整形外傷レジデントマニュアル』は，整形外科を専門としない一般医，研修医あるいは看護師などの読者の皆様から支持を得ることができました．さらに，整形外科以外の分野のマニュアルも欲しいという声が多かったことから，このたび，形成外科，歯科口腔外科，眼科，耳鼻科，泌尿器科，皮膚科に整形外科を合わせた7つの"マイナー外科"のマニュアルを刊行することになりました．

　三次救急センターに勤めていなければ当直で滅多に目にしない重傷症例，例えば四肢の開放骨折であったり外傷性肝損傷であったり重症頭部外傷など，これらは最初から専門家に治療をお任せすればよいと思います．しかしながら，一般病院に時間外で受診する患者の多くは軽症～中等症であり，外科系の患者はいわゆる minor emergency の範疇に入るものがほとんどです．こういったただちに命にかかわるほどではないがすぐに対応したほうがよいマイナー外科疾患はちょっとしたコツさえ知っていれば，何科の医師であっても（内科系の医師であっても）本来は対応できるはずです．

　救急領域の教科書は，診察頻度の高い重症例に主眼を置いて病態から治療までを詳述したものが多いのですが，minor emergency については簡素な記述しか見当たらないことが多いと常日頃思っていました．本書は，救急外来や当直者，あるいはコメディカルスタッフが使用することを目的として執筆された非専門医のための本であり，一般医でも対応できる内容に特化して記載しており，一方で専門医でないと施行できない手技などは記載していません．また，専門医にコンサルトすべきタイミング，あるいはただちにコンサルトすべきか翌日でも構わないか，に重点を置き各著者に記載をお願いしました．また，本書は『救急レジデントマニュアル』『救急整形外傷レジデントマニュアル』と異なり，例えば皮膚の所見や鼓膜の所見をしっかり伝えるために，フルカラーの図表を多用しています．

　当直ではさまざまな領域のマイナー外科疾患を扱うことが多いで

すが,「どこまで自分で治療してよいか」「どこから専門医を呼んだほうがよいか」ということすらわからずに不安を感じることも多いと思います．しかし，ちょっとした知識さえあれば，対応は難しくありません．これらの不安や疑問に少しでも応えられるよう，以下の3点に留意し，各専門医へ執筆をお願いしました．

(1) どこまで救急外来で処置すればよいか（救急外来でやるべきことと，やれることの限界について）
(2) どの時点でコンサルトすべきか
(3) コンサルトするうえで，その緊急性は？（つまり，翌営業日に専門科を受診させるのでよいのか，その場でただちに専門科を受診させるべきか）

　各項目には非専門科の医師が診察する際の診断のポイントが明快に記載されています．何に注目して診察を進めるべきか，何をするべきか，これさえわかれば初期対応には困りません．各専門分野で用いる「○○の分類」などの記載は，他科医師でも知っておくべき有名な分類の掲載にとどめ，専門医しか使わないような分類は，目の前の患者の治療上は必要がないために掲載していません．

　最後に，本書は分担執筆による内容の不均等を回避したく，各章ともその道のエキスパートである単一の執筆者に原稿をお願いしました．しかも，通常の依頼原稿と異なり，「その科の常識は他科の非常識」という前提で，その科の素人である編集者（救急医）が疑問に思うことは一般医も疑問に思うことであるという考えから，疑問点を徹底的に著者に質問し，著者校正を3回も4回もお願いするという異例の編集過程をとらせていただきました．このような一見失礼な編集作業に快くご協力いただけた執筆者の先生方には，本当に頭の下がる思いです．この場を借りて厚く御礼を申し上げます．

　読者の皆様にとって，本書が日常診療に少しでもお役に立てれば幸いです．

2016年5月

田島康介

目次

第1章 形成外科

1. 創傷の処置 ……………………………………………… 2
2. 縫合法の基本 …………………………………………… 8
3. 顔面の縫合 ……………………………………………… 14
4. 口唇口腔の縫合 ………………………………………… 18
5. 耳介の縫合 ……………………………………………… 21
6. 眼窩底骨折 ……………………………………………… 23
7. 顔面骨骨折〔鼻骨骨折，頬骨骨折，上顎骨骨折〕………… 28

第2章 口腔外科

1. 顎口腔領域の解剖・歯式 ……………………………… 34
2. 外傷におけるパノラマX線写真とCTの使い分け ……… 38
3. 顎口腔領域の救急治療：総論 ………………………… 41
4. う蝕への対応 …………………………………………… 45
5. 歯周組織の炎症(歯肉炎，歯周炎，智歯周囲炎) ……… 49
6. 口腔内軟組織の損傷 …………………………………… 53
7. 義歯・矯正装置による損傷 …………………………… 56
8. 歯の外傷，歯槽骨骨折 ………………………………… 58
9. 下顎骨骨折 ……………………………………………… 63
10. 顎関節脱臼 ……………………………………………… 66
11. 抜歯後出血 ……………………………………………… 70
12. 口内炎(アフタおよびウイルス性疾患) ………………… 73
13. 歯性上顎洞炎 …………………………………………… 77
14. 唾液腺炎，唾石症 ……………………………………… 79
15. 蜂窩織炎，骨髄炎，深頸部膿瘍 ……………………… 83
16. 壊死性軟部組織感染症(ガス壊疽，壊死性筋膜炎) …… 86

第3章 整形外科

1. 診察の仕方……92
2. 麻酔の仕方……97
3. 爪の処置……99
4. 異物の対処法……101
5. 突然,手関節や手指が伸展できなくなった(橈骨神経麻痺)……106
6. 急性関節痛……107
7. コンパートメント症候群……113
8. 腱損傷……116
9. 脱臼の対処法……119
10. 捻挫,靱帯損傷……124
11. 見逃しやすい骨折集……127
12. 小児編……132

第4章 眼科

1. 眼の解剖……140
2. 診察の仕方……148
3. 眼が赤い(結膜下出血,結膜のうっ血,結膜炎)……155
4. 眼が見えない(飛蚊症,急に視野が狭くなった,急に見えなくなった)……159
5. 緑内障(救急外来でできる診断方法は?ただちにコンサルトが望ましい?)……163
6. 眼の違和感や痛み(異物,角膜損傷)……167
7. 眼の感染症〔ものもらい(麦粒腫),流行性角結膜炎など〕……173
8. 外傷……178

第5章 耳鼻科

1. 耳鼻咽喉科領域の解剖……188
2. 診察の仕方……192
3. 急性中耳炎……194

- ❹ 鼻出血……………………………………………………………… 197
- ❺ 耳鼻咽喉科領域の異物総論…………………………………… 201
- ❻ 外耳道異物………………………………………………………… 202
- ❼ 鼻内異物…………………………………………………………… 204
- ❽ 咽頭異物…………………………………………………………… 205
- ❾ 食道異物…………………………………………………………… 207
- ❿ 外傷性鼓膜穿孔………………………………………………… 209
- ⓫ 気道異物（喉頭異物）…………………………………………… 211
- ⓬ 急性扁桃炎………………………………………………………… 213
- ⓭ 扁桃周囲膿瘍……………………………………………………… 216
- ⓮ 急性喉頭蓋炎……………………………………………………… 219
- ⓯ 耳介血腫…………………………………………………………… 221

第6章　泌尿器科

- ❶ 泌尿器の解剖……………………………………………………… 224
- ❷ 診察の仕方………………………………………………………… 227
- ❸ 尿検査の結果の見方…………………………………………… 229
- ❹ 泌尿器科領域の画像診断……………………………………… 231
- ❺ 尿閉………………………………………………………………… 236
- ❻ 血尿………………………………………………………………… 238
- ❼ 尿管結石…………………………………………………………… 240
- ❽ 尿路感染症………………………………………………………… 243
- ❾ 急性陰嚢症（精索捻転，精巣上体炎）……………………… 249
- ❿ 陰嚢外傷…………………………………………………………… 252
- ⓫ 嵌頓包茎…………………………………………………………… 254
- ⓬ 亀頭包皮炎………………………………………………………… 255
- ⓭ 包皮のファスナー食い込み…………………………………… 256
- ⓮ 陰茎折症…………………………………………………………… 259
- ⓯ Fournier 壊疽…………………………………………………… 260

第7章　皮膚科

- ❶ 皮膚の解剖………………………………………………………… 262

❷	診察の仕方	266
❸	蕁麻疹など皮疹全般	268
❹	帯状疱疹	273
❺	アテローム，せつ，よう，胼胝，鶏眼，いぼ	276
❻	爪周囲炎，ひょう疽	280
❼	虫刺され	282
❽	咬創	285
❾	蜂窩織炎，丹毒	288
❿	凍傷	292
⓫	熱傷，日焼け	294

索引 299

memo

- 創トラブルの原因 … 7
- 眼窩底骨折の分類 … 27
- パノラマX線写真の撮影ポジション … 38
- う蝕の進行と抗菌薬 … 47
- 激しい歯痛を訴える患者の仮封材や仮歯を外すべきか？ … 48
- 縫合するか否か？ … 55
- FDSテスト，FDPテスト … 118
- 直接対光反射の左右差の確認 … 150
- 非眼科医でも簡易的に行える，近見視力表を用いた視力検査法 … 151
- コンタクトレンズと頻度の高いトラブル … 172
- 耳痛 … 193
- メラニン細胞とメラニン形成 … 264
- Langerhans細胞と免疫反応 … 265
- 真皮と皮膚の弾性 … 265
- 主な発疹の種類 … 267
- ステロイド薬の強度について … 270

第1章
形成外科

① 創傷の処置 2
② 縫合法の基本 8
③ 顔面の縫合 14
④ 口唇口腔の縫合 18
⑤ 耳介の縫合 21
⑥ 眼窩底骨折 23
⑦ 顔面骨骨折〔鼻骨骨折,頬骨骨折,上顎骨骨折〕 28

① 創傷の処置

> **POINT**
> - 創傷処置の目的は，創の清浄化と閉鎖（一次治癒）である．
> - **創の評価**：汚染・異物・組織欠損，の有無と程度を把握する．
> - **閉創**：部位・症状に応じて適切な方法を選択する．
> - **被覆材の選択**：ERでは滲出液の吸収と非固着性を優先する．
> - 密封療法（moist wound healing 被覆材）は翌日以降に検討する．

● 創の評価と局所麻酔

- 創の評価として，汚染・異物・組織欠損，の有無と程度を把握する．出血はガーゼで圧迫止血しつつ破綻した血管を探し止血鉗子（モスキート鉗子など）やバイポーラ（凝固止血器）を用いて止血する．組織損傷をきたさないよう盲目的な止血操作は避ける．血管の結紮は創の清浄化が得られた後に行う．

創内異物のチェック
- 創内異物が疑われる場合，X線，CT（図1）にて異物の有無と場所を確認する．

麻酔
- 疼痛を伴う処置の前に必要に応じて局所麻酔を行う．
  ▶ 既往歴より，麻酔時の副作用があれば血管確保．
  ▶ 創周囲を消毒し，局所麻酔薬を注射する．
- 局所麻酔薬は1％リドカイン（キシロカイン®）を用い，創傷処置を行う皮膚直下に注入する．汚染した創面からの局注は避ける．1％リドカイン10 mL以内は安全量であり，創が大きく使用量が多くなる場合には，生理食塩水で倍希釈し0.5％リドカイン20 mLとして使用するとよい．なお，アドレナリン入りリドカインは，指趾，陰茎では循環障害を生じるので使用しない．麻酔薬の使用極量と中毒症状を把握しておく．

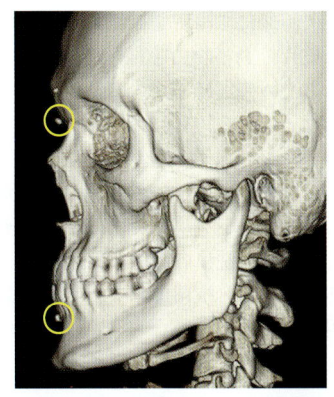

図1 CT上に描出される創内異物
（円で囲んだ部分）
ガラス片，歯牙など細かいものも確認できる．

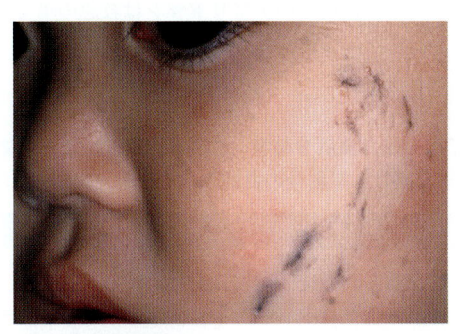

図2 外傷性刺青
治療に難渋するため初療時の異物摘出が大切である．

● 創の清浄化

・局所麻酔後に除痛が得られてから行う．

異物の除去

1 外傷性刺青（図2）の予防：擦過傷・皮膚削除創では細かな砂・ゴミなどの皮内異物が外傷性刺青の原因となる．鑷子にて摘除，歯ブラシによるブラッシング，ガーゼ払拭等で丁寧に除去する．

2 創内異物の除去：画像にて場所を確認してすべて摘出する．口腔貫通創での歯牙破片，動植物の咬創・刺創での異物残存は炎症・感染の原因となるため確実に摘出する．

洗浄

- 生理食塩水もしくは水道水を用いる．汚染面はガーゼなどで創面を払拭したのち，シリンジを用いてある程度の水圧にて細かな異物・凝血塊を洗い流す．洗浄の目的は流水による異物の洗い流しと菌の希釈であり，殺菌・抗菌ではない．消毒薬や抗菌薬入りの洗浄水は通常用いない．

デブリドマン

- 洗浄で清浄化できない汚染組織と，血流不全により壊死が明らかな挫滅組織を切除する（デブリドマン）．皮膚のデブリドマンは最小限にとどめ，顔面皮膚のデブリドマンは救急の場ではできるだけ行わない．

止血

- 鉗子にて止血した血管を結紮し，持続する oozing（毛細血管性出血）は電気凝固し，閉創後の血腫形成を予防する．

● 創の閉鎖

- 創の清浄化が得られた後，創閉鎖を検討する．後出血，唾液瘻などが危惧される部位はドレーンを留置するかドレナージ孔を確保して疎に縫合する．感染が必至の汚染創は原則縫合しない．

開放創とする場合

1 咬創や土壌による汚染創：創内の完全な清浄化が困難なため閉創せず，洗浄・デブリドマン施行の後に開放創とする．準汚染創はドレナージ孔を確保して一部縫合閉鎖してもよい．

2 皮膚欠損創：縫縮困難な皮膚欠損創や顔面の皮膚欠損創は，開放創のまま軟膏によるウエットドレッシングとして，創閉鎖の方法は専門科に打診する．

縫合閉鎖する場合

- 受傷6〜8時間以内の新鮮創は一次的に縫合閉鎖する．皮膚のみならず皮下各層の連続性を修復することで死腔を予防し，瘢痕癒着と瘢痕拘縮を予防する．このためには，筋膜，真皮の縫合を適宜追加し，血腫形成が危惧される場合にはドレーンを留置する．縫縮が容易な皮膚欠損創は縫合閉鎖する．

1 縫合閉創：外傷の場合は単結節縫合を基本とする（図3）．縫合法の詳細は次項以降を参照．

2 ステープラー：皮膚面に垂直の挫創，創縁の挫滅が少ない，四肢体幹の創で有用である．内反を生じやすく皮膚断面を厳密に接合することは難しいため顔面での使用は避ける．頭髪内では閉創・抜鉤ともに容易なので有用．創の大きさ，合併損傷の有無など，時間的・経済的バランスを考慮する必要がある．

3 テーピング：皮膚全層に至らない浅い切傷に有用．真皮縫合を行い皮膚連続性が良好に得られた場合などにもよい．テーピングは局所麻酔が不要で，縫合糸痕を残さない利点がある．

4 皮膚接着剤（ダーマボンド®）：適応はテーピングと同様である．頭髪内，眉毛部など有毛部には用いない．

創の被覆（被覆材料の選択）

- 外傷創は手術創と異なり創縁の挫滅が少なくない．また，滲出液が多く，創部の血塊・滲出液が被覆材と固着する．そのため，救急の場では滲出液を吸収しやすく，創面に固着しにくい被覆材を選択する．moist wound healing を目的とした**閉鎖療法や湿潤療法の適応は翌日以降に検討する**．

軟膏処置

- ワセリン基剤の軟膏は，クリーム基剤やゲル基剤よりも皮膚刺激が少ない．ワセリン基剤のバラマイシン®軟膏などが多用される．縫合直後の軟膏処置は血液・滲出液による被覆材の固着防止と考え，必ずしも抗菌薬でなくともよい．また救急の場では，吸収性基剤の軟膏（例：カデックス®軟膏）や蛋白分解酵素剤（例：ブロメライン®軟膏），などを用いる利点は乏しい．

単結節縫合

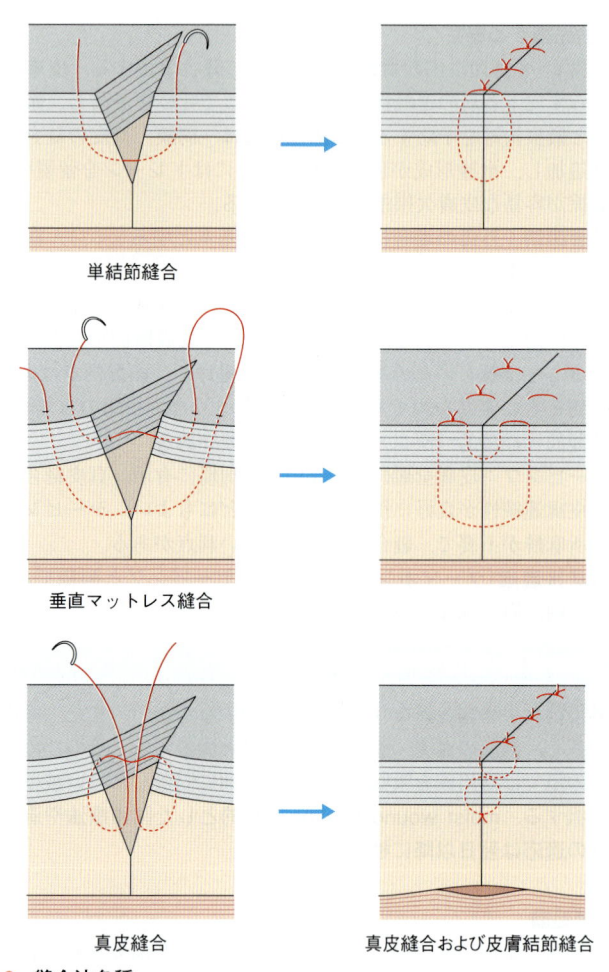

垂直マットレス縫合

真皮縫合

真皮縫合および皮膚結節縫合

図3 縫合法各種
顔面の縫合では単結節縫合を基本とする．

創傷被覆材

- 非固着性シリコンガーゼ（トレックス®ガーゼなど）の上にガーゼを用いる．ソフラチュール®などの軟膏付き被覆材や，非固着性

表1 皮膚欠損用創傷被覆材の取り扱い区分

	一般名	商品名
真皮に至る創傷用	ハイドロコロイド	アブソキュア®サージカルなど
	ハイドロジェル	ニュージェル®など
皮下組織に至る創傷用	ハイドロコロイド	アブソキュア®ウンドなど
	ハイドロジェル	イントラサイト®ジェルなど
	アルギン酸塩	カルトスタット®など
	ハイドロファイバー	アクアセル®など
	ハイドロポリマー	ティエール®など
	ポリウレタンフォーム	ハイドロサイト®など

シリコンガーゼ付き吸収性被覆材なども創の状態に応じて適宜選択する．一方，moist wound healingを期待した創傷被覆材は，閉鎖湿潤環境を保つゆえ，細菌感染を助長する結果になりかねない．創部の血腫・感染がないことを確認して受傷後2, 3日目以降にその適応を検討する．

1 皮膚欠損用創傷被覆材の選択：皮膚欠損用創傷被覆材は保険診療上，①真皮に至る創傷用，②皮下組織に至る創傷用，③筋・骨に至る創傷用，に取り扱い区分が定められており，これに準じて使用する(表1)．上述のごとく新鮮創への使用は限られる．

---

memo 創トラブルの原因

- 創感染や創治癒遷延を起こしやすい要因は，「局所の要因」と「全身の要因」に分けて考える(表2)．高リスク群ではより丁寧な創傷処置を心がけ，血腫・感染の予防，抜糸の時期を遅らすなどの工夫が必要である．

表2 創感染や創治癒遷延を起こしやすい要因

局所の要因	・深い穿通創，挫滅創，汚染創(泥，砂など)，動物咬創 ・受傷から24時間以上治療せず放置していたもの ・下腿，指など血流が乏しい部位 ・放射線照射の既往のある部位
全身の要因	・高齢者 ・末梢血管障害(ASO，糖尿病など) ・免疫不全患者(ステロイド内服中，糖尿病など)

② 縫合法の基本

POINT

- 縫合の目的は，創の一次治癒である．組織の連続性を可及的に修復する．
- 適切な縫合糸を選択する．部位に応じて 4-0〜6-0 のモノフィラメント糸(ナイロン糸など)を用いる*．
- 皮膚縫合は，皮膚面に垂直に針を刺入し，皮内で組織を多く掴むようにするとよい**．
- 手掌，足底，眼瞼，頭皮(帽状腱膜の縫合に替える)では真皮縫合は行わない．

● 縫合糸の選択

基本はモノフィラメント糸(針付きナイロン糸など)を用いる

- 真皮縫合には吸収性のモノフィラメント糸(PDS®など)がよい．口腔粘膜は断端の粘膜刺激が少ない編み糸，かつ抜糸が不要な吸収糸(バイクリル® 4-0 など)がよい．

太さ

- 四肢体幹など緊張のかかる部は太い糸を用い，顔面では縫合糸痕が残らないよう細い糸で緩く縫合する．
- 四肢体幹は 4-0 や 5-0，顔面頸部は 5-0 や 6-0，眼瞼は 6-0 や 7-0 を用いる．
- 四肢体幹は 4-0 を基本として，力のかからない部や指趾では 5-0．顔面頸部は 5-0 を基本として，皮膚の薄い眼瞼や縫合糸痕の残りやすい上口唇(白唇)などは 6-0 や 7-0 を用いる．

---

*糸の種類：吸収糸と非吸収糸があり，それぞれモノフィラメントとマルチフィラメント(編み糸)がある．モノフィラメント糸はマルチフィラメント糸に比し，感染巣となりにくく，縫合糸痕が残りにくい．
**縫合針：角針と丸針があり，それぞれに強弯，弱弯などのバリエーションがある．皮膚の創傷処置では角針を用いる(図1)．

弱弯 3/8　　強弯 1/2

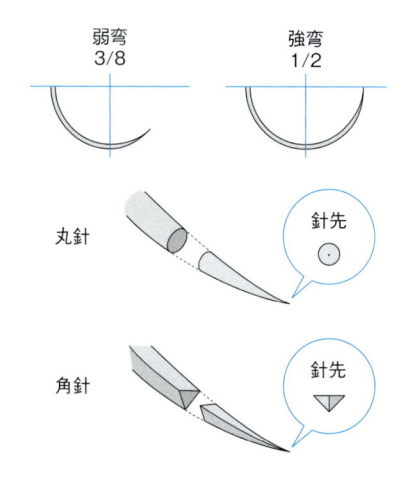

丸針　　針先

角針　　針先

図は逆三角形．角針にはさまざまな形状がある．

図1　縫合針の種類（角針と丸針，弱弯と強弯）
皮膚縫合では角針を用いる．

■色
- 通常，黒・青を用い，真皮縫合には白（透明）を用いる．色糸を真皮縫合に用いると皮膚面より透見される．吸収糸は青・紫などに染色されているが生体内で褪色する．

● 皮膚縫合（「だるま」をイメージ）

- 外傷では単結節縫合を基本とし，創縁の内反・外反・段差がないように縫合する．縫合のコツは，創縁近くに針を皮膚面に垂直に刺入し，皮内で組織を多く掴むように運針する．真皮層と表皮層をそれぞれ確実に接合させるためには，創断面を通過する糸針の深さ（皮膚面からの距離）を等しくする．これにより創縁の段差（創面の露出）を防ぎ，創部を軽度隆起させる（図2）．
①針の刺入…針は皮膚に対し垂直に刺入する．
②運針…真皮層を十分に掴み，針の弯曲に沿って回転するように運針することで創面（真皮層もしくは真皮直下）より針を出す．
③反対側の創面に同じ深さで針を刺入し，②での運針と対称的に

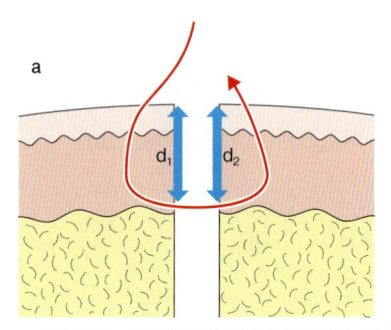

$d_1=d_2$ となるよう，創面を通過する糸の深さを等しくする

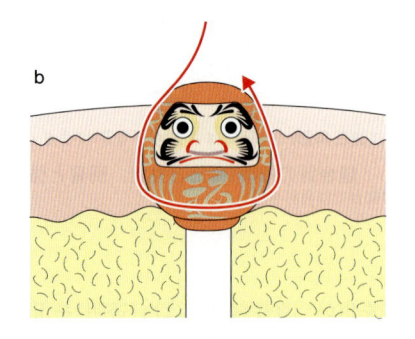

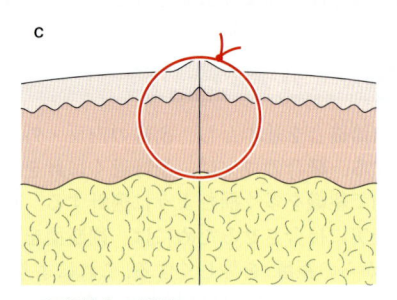

図2　皮膚縫合の運針
a：皮膚縫合は角針を用いる．針は皮膚に垂直に刺入する．皮膚刺入後，皮下組織を十分に掴むように意識する．その後，針の弯曲に沿って回転するように運針する．
b：針の運針は「だるま」を意識し，針刺入は創縁近くに行い，刺入後に真皮層を多く掴むようにする．
c：だるま型に運針し結紮することで，創縁を盛り上げる．

運針し皮膚面より針を出す．
④針の運針は「だるま」を意識するとよい．
- バイト(創縁から針刺入部までの距離)を小さくすることで縫合糸痕を小さくする．だるま型に運針し真皮組織を十分に掴むことで創縁を盛り上げ治癒後の陥凹を防ぐ．

● 真皮縫合(「ハート」をイメージ)

- 真皮縫合の目的は，真皮層を確実に接合し創の減張をはかることである．皮膚縫合の省略もしくは早期抜糸を可能とし，抜糸後も創の減張が保たれる．
- 運針のコツは，真皮を十分に掴むものの，糸針の創断面での通過は皮膚表面から遠ざけ(深くする)，創縁から糸が露出することを防ぎ，創縁を隆起させる(図3)．
 ①**針の刺入**…針は真皮直下より皮膚面に対し垂直に刺入する．
 ②**運針**…いったん，真皮浅層に至った針先を，針の弯曲に沿って回転させ皮膚表面から遠ざけ(深くする)，創面(真皮の中層)より針を出す．
 ③反対側の創面(真皮中層)より針を刺入し，②と対称的に運針し真皮直下より針を出す．
 ④針の運針は「ハート」を意識するとよい．

● 抜糸

- 顔面・頸部は5〜7日，緊張のかからない眼瞼は4〜7日．
- 体幹・上肢は7日前後．
- 下肢・関節部など緊張を伴う部位は10日前後．
- 手掌・足底など角質の厚い部位は10〜14日程度．
- 真皮縫合がなされている場合は1〜2日早めの抜糸が可能である．
- 創治癒遷延が予想される全身状態(栄養状態不良，ステロイドの使用，糖尿病など)では抜糸の時期を適宜遅らせる．

● 抜糸後創ケア

- 創傷治癒過程の成熟期までの期間，創の安静と遮光を保つことで瘢痕幅の拡大や色素沈着を予防する．

12 ● 1 形成外科

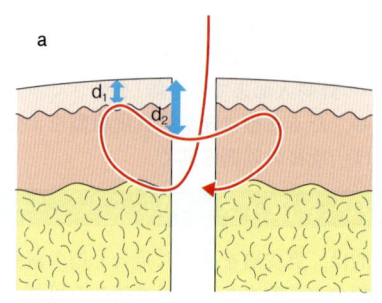

$d_1<d_2$ となるよう,創面を通過する糸は創面より十分深くする

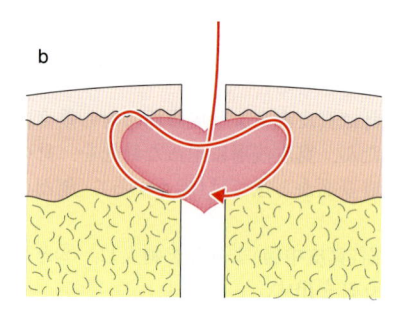

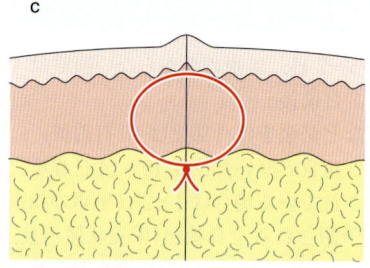

図3 真皮縫合の運針
a:真皮縫合は強弯針のほうが運針しやすい.針は真皮直下より皮膚面に向かって刺入する.皮膚刺入後,真皮を十分に掴むように意識する.皮膚表層からUターンし,皮膚面より十分深い層より針を出す.
b:針の運針は「ハート」を意識し,創面の糸通過は皮膚面より十分深くする.
c:ハート型に運針し結紮することで,創縁を盛り上げる.

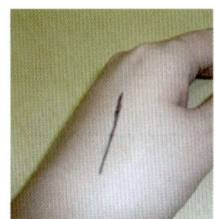

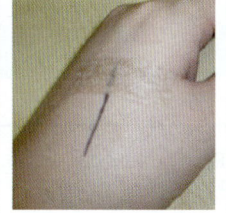

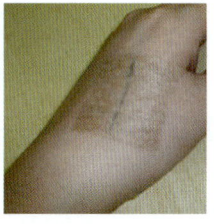

図4 抜糸後のテーピング
創に直交するようにテープを貼付する.

創部の安静(テーピング)
- 抜糸後は,縫合線に直交するようにテープ固定し,創を減張して瘢痕幅の拡大を抑制する(図4).

創部の遮光(テーピングや遮光クリーム)
- 紫外線による再生上皮の色素沈着を抑制する目的で,茶色もしくは肌色テープで遮光する*.

*テープ:マイクロポア™スキントーンテープ(3M社),優肌絆®(日東メディカル社),などが用いられる.

③ 顔面の縫合

> **POINT**
> - 顔面では整容面に配慮した縫合法が望まれる.
> - 皮膚のズレ・段差を残さない.
>   ①創部の連続性を正確に修復する.
>   ②露出部ではマットレス縫合やステープラーは用いない.
> - 縫合糸痕を残さない.
>   ①細めのナイロン糸を用い,バイトを小さめにする.
>   ②早めの抜糸を心がける(5〜7日).

● 縫合前処置

- 外傷性刺青や異物感染による瘢痕治癒を予防するため,創内の異物を徹底的に除去する.

外傷性刺青を残さない
- 擦過傷内の細かな異物は外傷性刺青の原因となる(図1).砂異物などルーペ下で摘出し,ブラッシングと洗浄により徹底的に除去する.砂異物などの摘出の際は,状況に応じて局所麻酔を用いる.

創内異物の摘出
- 歯牙など創内異物は膿瘍の原因となり,異物感染後の瘢痕治癒は顔面に醜形を残す結果となる.

● 縫合

- 顔面は,縫合のズレ・段差,縫合処置後の縫合糸痕が目立つ部位である.縫合時のわずかな配慮が整容面の結果を大きく左右する.

部位による皮膚構造の違いを意識する(図2)
- **頭部**…頭皮では毛根の損傷を防ぐため**真皮縫合はしない**.真皮縫合のかわりに帽状腱膜を縫合する(図3).
- **前額・頬部**…皮膚が比較的厚く**真皮縫合による減張**が有効である.

❸ 顔面の縫合 ● 15

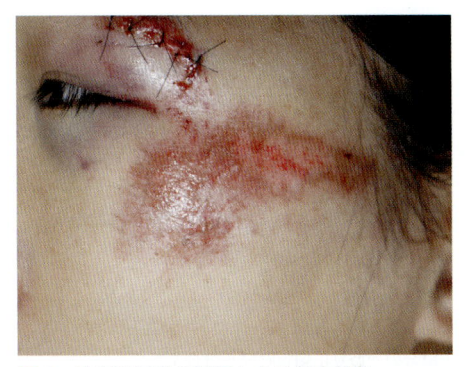

図1 外傷性刺青の原因となる創内異物
肉眼では見落としやすい細かな砂粒などが原因となる．真皮中層に至る擦過傷では丁寧に異物を除去する．

- 頭皮では真皮縫合のかわりに帽状腱膜を縫合する
- 眼瞼の真皮縫合は行わない
- 上口唇（白唇部）は縫合糸痕が残りやすい．真皮縫合を行い皮膚縫合は細い糸で緩く縫合するとよい
- 口唇（赤唇部）は皮下縫合は行わず筋層縫合のみとする

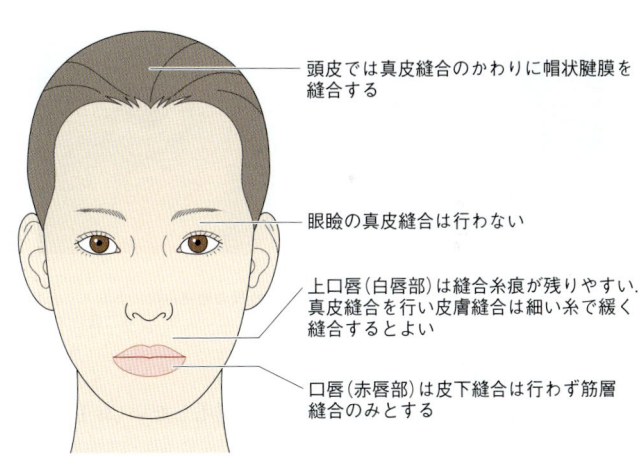

図2 部位別の縫合の特徴

- **眼瞼**…皮膚が薄く，張力も乏しいため**真皮縫合は不要**である．
- **上口唇（白唇部）**…毛孔が密にあり瘢痕，縫合糸痕が残りやすい．真皮縫合による減張を主とし，皮膚縫合は細い糸で緩く行い，早めの抜糸が望ましい．
- **口唇部（赤唇部）**…皮下縫合は筋層縫合のみとする．

16 ● 1 形成外科

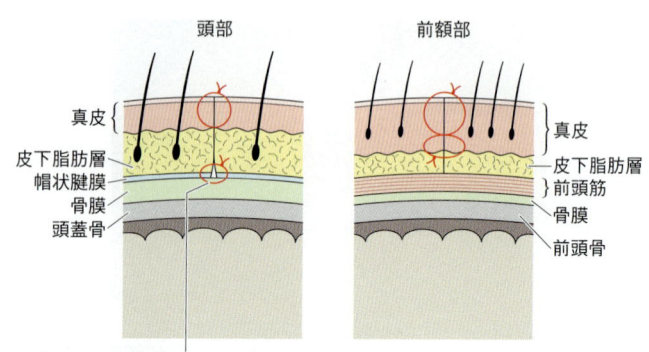

頭部　　　　　　　　　前額部

頭皮では真皮縫合のかわりに帽状腱膜を縫合する

図3　頭部の断面
皮膚，毛根，帽状腱膜を示す．頭部では毛根を損傷しないよう真皮縫合は行わず帽状腱膜を縫合する．

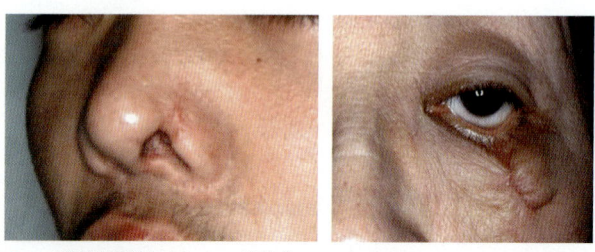

図4　顔面遊離縁でのノッチ形成
眼瞼，鼻翼，耳介，口唇，などの遊離縁では創治癒後の瘢痕拘縮によるノッチを生じやすい．瘢痕拘縮の要因となる raw surface を生じないように丁寧に縫合する．

ズレ・ノッチを残さない

- 剃毛は最小限とし，眉毛，前額生え際は剃毛しない（有毛部の境界がわからなくなるため）．
- 連続させるべき key point をマーキングする．特に口唇では局所麻酔後には赤唇白唇の境界がわかりにくくなるので，局所麻酔注入前にマーキングするとよい（油性ペンなどでよい）．　➡ p.18
- 遊離縁のノッチ形成を予防する．眼瞼縁，鼻翼縁，口唇縁，耳介縁の全層挫創は瘢痕拘縮によってノッチを生じる（図4）．皮弁形成による拘縮予防も可能であるが，救急外来では丁寧に創縁を合わせるのみとし皮弁形成は行わない．瘢痕拘縮の要因となる raw

surface を生じないよう丁寧に縫合する.

段差を残さない
- 顔面では瘢痕のわずかな段差・陥凹が目立つ．真皮層・表皮層の連続性を確実に復元し，創縁の内反外反がないように縫合する．
  - ▶顔面では単結節縫合を基本とし，マットレス縫合(垂直，水平ともに)は避ける．
  - ▶**ステープラー**…頭部(有髪部)はよいが顔面での使用は避ける(創縁の内反を生じやすい)．
  - ▶**テーピング**…皮膚浅層のみの切傷では皮膚表面の連続性を保つのに有用である．皮膚全層挫創でも真皮縫合により良好な創接合が得られている場合，皮膚表面は縫合せずテープで寄せるのみでもよい．

縫合糸痕を残さない
- 細いモノフィラメント糸でバイトを小さく緩めに縫合する．早めの抜糸に努める．
  - ▶バイト(創縁と針刺入部の距離)を小さめ(1〜2 mm)にし，真皮層を多めに掴むようにする．
  - ▶真皮縫合を行うことで皮膚表面の縫合を小さく，緩く，早く抜糸することができる．
  - ▶抜糸は1週間以内とし，真皮縫合にて減張されている場合は4〜5日で抜糸する．

④ 口唇口腔の縫合

> **POINT**
> - 口唇の挫創では，赤唇白唇の境界を局所麻酔の前にマーキングするとよい．
> - 口腔内粘膜の縫合は，バイクリル®などの編み糸(吸収糸)が望ましい．
> - 口腔貫通創は，口腔側を密に(water tight に)縫合し，皮膚側にドレナージ孔を残す．

　口唇部は縫合のズレ，瘢痕治癒による変形が非常に目立つ部位である．

● 赤唇の連続性を修復する

局所麻酔の前に，赤唇縁(白唇との境界)，赤唇口腔粘膜移行部(乾いた赤唇との境界)をマーキングする

- 赤唇縁には，白唇との境界にわずかな隆起(vermillion border)を認める．局所麻酔薬注射後には vermillion border が認識できなくなるため，あらかじめピオクタニンや油性ペンでマーキングするとよい(図1)．

縫合の手順

- 口唇全層の断裂は，最初に筋層を縫合し(ナイロン 5-0 など)口唇の連続性を修復する．口唇では**粘膜直下の縫合は行わない**．断裂した vermillion border と，赤唇口腔粘膜移行部を，key suture として縫合する(ナイロン 5-0 など)．これらを長めに残し stay suture とし，間を均等に縫合する．最後に stay suture を牽引して口唇をひっくり返すことで口腔側を閉創する．
- 乾いた赤唇はナイロン 6-0 など，濡れた赤唇・口腔粘膜は編み糸吸収糸(バイクリル® 4-0 など)で縫合する*．

---

*バイクリル®などの編み糸吸収糸：糸断端が柔らかく口腔内を刺激しないのでよい．また吸収糸は抜糸不要となる．

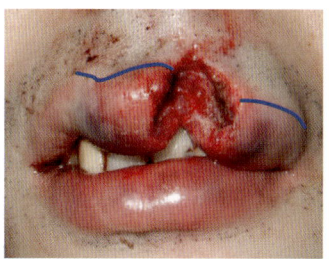

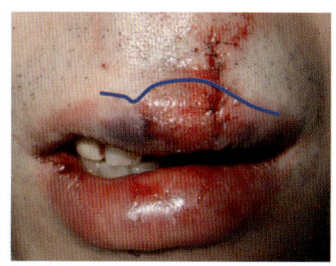

図1　vermillion border のマーキング
局所麻酔薬注入前にマーキングする．

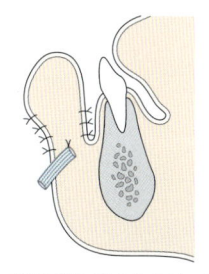

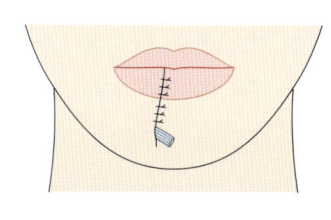

図2　貫通創の縫合処置（口腔内を縫合して，ドレーンを留置する）
口唇の全層挫創では，唾液漏を生じないように口腔側を water tight に縫合する．一方，皮膚側はドレナージ孔を残して閉創する．

口角部や弁状の挫創は，瘢痕拘縮によるノッチ形成を生じやすい

- 二次修正の妨げとならないよう可及的に元の位置に戻して縫合するのみとして，**皮弁形成やデブリドマンは避ける**．

● 口腔貫通創の縫合処置（図2）

- 貫通創では，歯牙など受傷時に埋入した異物を確実に摘出する．CTを撮影した場合には同部の異物陰影の有無を必ず確認する．
- 口腔貫通創は咬創に準じて開放創とするが，口腔側もしくは皮膚側のいずれかを閉鎖し，もう片方を開放創としてドレナージを促す．口腔粘膜側を water tight に縫合できれば，皮膚側に一部ドレナージ孔を残して縫合する．創の大きさ，予想される唾液漏の

程度によってペンローズドレーンやドレナージガーゼの留置など，ドレナージの方法を選択する．

5 耳介の縫合

POINT
- 耳輪・対耳輪の形態を把握し,皮膚,軟骨を元の位置に戻して縫合する.外側縁 → 表面 → 裏面の順に縫合固定するとよい.
- 剥離創の場合,血腫予防にボルスター固定をする.

● 軟骨を含む耳介全層の挫創

- 皮膚と軟骨の断裂部は必ずしも一致しないため,皮膚と軟骨を元どおりに接合することは必ずしも容易ではない.耳輪・対耳輪の形態を把握し,皮膚,軟骨をできるだけ元の位置に戻して縫合する.

軟骨の縫合
- 軟骨は裂けやすく,縫合による変形も少なくないため縫合は最小限とする.

皮膚の縫合
- 縫合ズレによる歪み(ドッグイヤー)を背面に逃がすため,縫合は,外側縁 → 表面(腹側) → 裏面(背側)の順に縫合するとよい.

皮下・軟骨膜下血腫の予防(ボルスター固定)
- 皮下・軟骨膜下の剥離創は術後血腫予防にボルスター固定をする.軟膏を浸潤させたガーゼを細いロール状に巻き(ボルスター),耳輪・対耳輪間の陥凹(舟状窩,耳甲介)に留置し,耳介を前後より圧迫固定する(図1).

● 耳介部分欠損の処置・デブリドマンの適応

- 小範囲の耳輪欠損はV字型に切除し縫縮閉創も可能であるが,後日,皮弁を用いることで相応の耳介再建が可能であるため,救急外来では軟膏処置のみ行い,専門科(形成外科など)に診療依頼するほうがよい.血行障害による皮膚壊死の可能性がある場合も

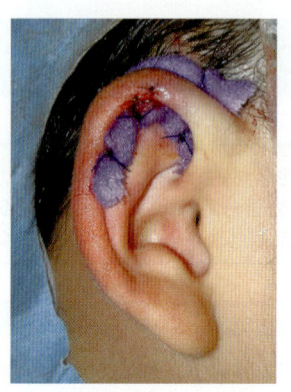

図1 耳介のボルスター固定
皮下,軟骨膜下,血腫の予防に用いる.

切除・デブリドマンせず,まずは縫合固定するとよい.

● 耳輪縁の挫創

- 耳輪・耳垂遊離縁は,瞼縁,鼻翼縁と同様,瘢痕拘縮によるノッチを生じることがある.救急外来では,拘縮予防の皮弁形成などは行わず,創縁に raw surface を残さないようできるだけ丁寧に皮膚を合わせるのみとする.二次修正の必要性を意識して可能な限りシンプルな縫合処置のみとする.

6 眼窩底骨折

POINT

- 眼部打撲後の頬部しびれと複視は眼窩底骨折を疑う．
- CT は冠状断が必須．
- 小児・若年者の明らかな眼球運動障害は緊急手術の適応である（絞扼型骨折）．
- 成人例はほとんどの場合，早急な処置は不要（wait & see policy）．

● 病因・病態

- 眼窩骨折には，眼窩縁にも骨折がみられ顔面骨の骨折を伴うものと眼窩縁には骨折が及んでいない眼窩単独骨折，いわゆる吹き抜け骨折（blowout fracture）がある．ここでは後者のうち，眼窩底骨折について述べる．
- 受傷機転としては手拳，ボールなど，スポーツ時の打撲によるものが多い．眼窩壁の脆弱な箇所が折れて，眼窩内の軟部組織が脱出する病態であり，眼球自体に障害を認めないことが多い．

● 診断のポイント

- 通常，眼瞼腫脹，気腫，皮下出血斑，結膜下出血斑を伴うが，これらの所見がなくとも顕著な眼球運動障害を示すこともある（white-eyed blowout fracture）（図1）．
- 眼球運動障害による複視の他，眼窩下神経障害による頬部・上口唇・歯肉の知覚鈍麻を示す（図2）．
- 眼窩容積拡大に伴う眼球陥凹は，眼窩内容の腫脹により明らかでないことが多い．

● 画像診断

- CT は「眼窩3方向」とオーダーし，冠状断（眼窩底，内側壁），矢状断（眼窩底），水平断（内側壁）を行う．眼窩底の骨折形態と上顎洞への眼窩内容脱出の程度を把握する．
- 手術適応は，骨折・骨欠損の大きさよりも脱出組織の絞扼の程度

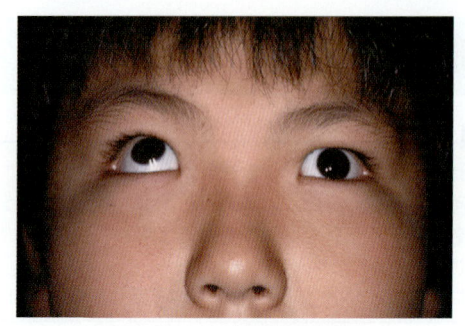

図1 小児例の明らかな眼球運動障害
6歳男児.左眼の著しい上転障害を示す.眼窩底の絞扼型骨折を疑い,画像検査を行い緊急手術の適応を検討する.

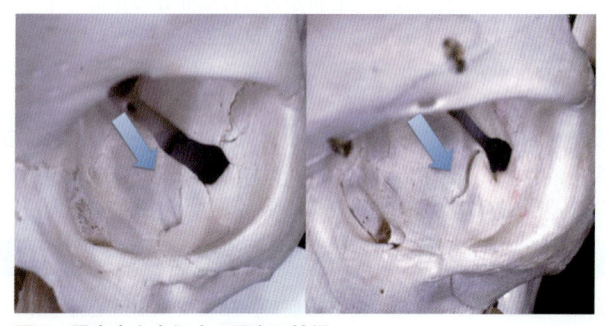

図2 眼窩底を走行する眼窩下神経
小児(左)では眼窩下神経溝,成人(右)では眼窩下神経孔となる.眼窩底の骨折では眼窩下神経損傷を伴い同神経領域の知覚鈍麻を生じる.

によることが多い.成人の吹き抜け型骨折(図3)では外眼筋の絞扼を伴うことは少なく,早期手術の適応は乏しい.
- 一方,小児・若年者の線状骨折(図4)は,ドア型骨折が若木骨折のために元の位置に閉じた状態である(trap door type 骨折).臨床上強い眼球運動障害を示す場合は,下直筋の絞扼所見の有無を診断する(missing rectus sign*).

---

* missing rectus sign:眼窩内から下直筋像が消失する所見.

6 眼窩底骨折

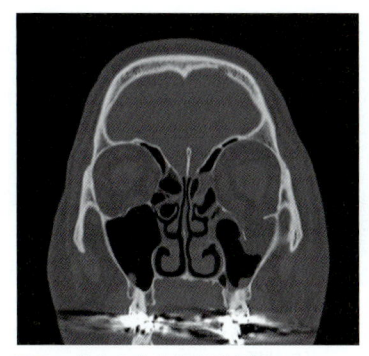

図3 成人の吹き抜け型骨折
上顎洞への眼窩内容脱出が著しいが外眼筋の強い絞扼症状を呈することは少ない.

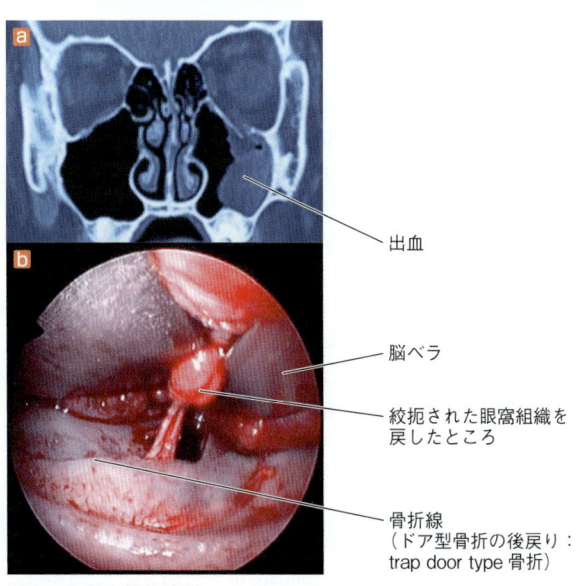

出血

脳ベラ

絞扼された眼窩組織を戻したところ

骨折線
(ドア型骨折の後戻り:trap door type 骨折)

図4 小児の線状骨折
a:眼窩底に線状骨折を認めるが眼窩内容の明らかな脱出はない.
b:臨床的にはドア型骨折の後戻り(trap door type 骨折)と考えられ,同部に眼窩組織が絞扼されることで著明な眼球運動障害を生じる.手術ではドア型骨折部を押し開いて絞扼された組織を開放する.

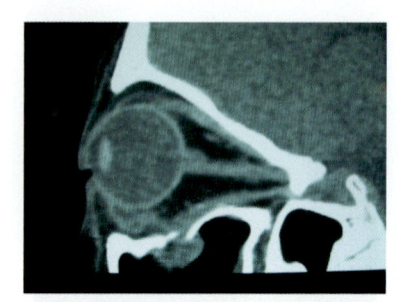

図5 閉鎖型骨折(trap door type 骨折)で下直筋が挟まれている眼窩CT(矢状断)

● 専門医への要請

- 明らかな眼球運動障害を認め，画像上，眼窩組織の絞扼を疑う trap door type 骨折は，絞扼された外眼筋が虚血性障害を生じる可能性があるため緊急手術の適応である(図5)．ただちに専門医にコンサルト，あるいは対応可能な施設へ転送する．
- 絞扼所見の乏しい眼窩底骨折では，眼球運動・複視の状態を経過観察しつつ手術適応の有無を検討する．当日～翌日以降に専門医(眼科，形成外科)に診療を依頼する．2週間程度の経過観察(wait & see policy)とすることが多い．
- 眼球運動障害を認めない，もしくは軽症例は保存的に経過観察とし，ほとんどの場合緊急の処置を必要としない．注意点として，副鼻腔と眼窩が交通している状態であるため，眼窩内気腫にならないように，鼻血や鼻水が出ても鼻をかまないように指示する．また顔面が紅潮するような行為(長時間の入浴，飲酒，激しい運動など)を控えるように指示する．

● 手術の目的と方法

- 手術は，複視の改善と眼球陥凹の改善を目的とする．
- 絞扼型骨折では骨折部に挟まれた眼窩組織の解除により症状改善を得る．外眼筋の絞扼が疑われる場合には筋の虚血性障害を予防するために緊急手術とする．

- 開放型骨折では欠損した眼窩底の再建が主として行われる.

memo 眼窩底骨折の分類

- 救急外来では，緊急手術を要するか否かを判断するため，眼窩底骨折を絞扼型とそれ以外に大別するとよい．画像上の線状骨折は，trap door type 骨折(ドア型骨折が若木骨折のために元の位置に閉じた状態)であり，眼窩内容を強く絞扼する可能性があることを知っておく.
- 一方，吹き抜け型骨折は，眼窩底の開放型骨折(図6)であり，眼窩内容の上顎洞への脱出を生じるものの，絞扼の程度は軽い場合が多い．軟部組織腫脹の軽快とともに眼球運動障害・複視，ともにある程度軽快することが多い.

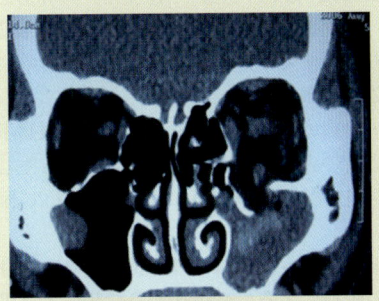

図6 開放型眼窩底骨折(吹き抜け骨折)の眼窩CT(冠状断)

左眼の下壁が骨折し，上顎洞内に軟部組織が脱出している．上顎洞内に血腫を認める.

7 顔面骨骨折〔鼻骨骨折，頬骨骨折，上顎骨骨折〕

　CTが撮影できれば単純X線は不要．骨折の画像診断を行い，症状に応じて，耳鼻科，形成外科，歯科口腔外科に診療依頼する．救急外来にて局麻下整復可能な骨折もあるが緊急性はない(鼻骨骨折，頬骨弓骨折，歯槽骨骨折など)．専門医への紹介のタイミングは，翌日以降で構わない(耳鼻科，形成外科，口腔外科など)．

● POINT

- CT上，副鼻腔に血液貯留があれば，骨折を疑う．
- **鼻骨骨折**：単独骨折か鼻篩骨合併骨折か，頭蓋底骨折の合併はないか，画像と臨床所見より診断する．
- **頬骨骨折**：骨折所見と臨床症状との関連を把握する．眼窩骨折を必ず伴うことに注意する．
- **上顎骨骨折**：咬合不全があれば疑うが画像診断は必ずしも容易でない．Le Fort型骨折を認識しておく．

● 診断

臨床診断

- 受傷部位の出血斑(皮下，結膜下)に加え，外鼻形態，頬部の扁平化(頬骨骨折)，顔面の扁平化(上顎骨骨折)などの形態変化，骨折部の触診により診断するが，受傷直後は腫脹と疼痛により視診・触診は困難なことが多い．

1 頬・上口唇・歯肉のしびれ：頬骨骨折による眼窩下神経障害を考える．頬骨骨折のみでなく眼窩底単独骨折でも生じる．歯槽・歯牙の知覚障害を「噛み合わせがおかしい」として訴えることもある．

2 開口障害：下顎骨折もしくは頬骨骨折を疑う．頬骨骨折の開口障害は側頭筋の圧迫による．受傷後数日で軽快する場合が多い．

3 複視・眼球運動障害：眼窩骨折・頬骨骨折を疑う．著明な眼球運動障害は外眼筋の絞扼が疑われ緊急手術の適応となる．

4 咬合不全：下顎骨折，上顎骨骨折(Le Fort骨折)による．

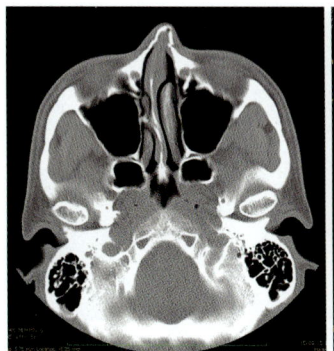

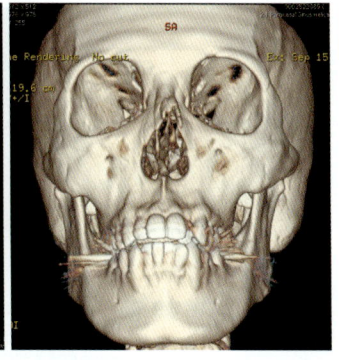

図1 鼻骨骨折のCT
水平断および3D像にて整復を要する部位と方向を把握する.

画像診断

- CTは,水平断および冠状断を必須とする.可能であれば3D-CT像,矢状断も参考にする.

● 鼻骨骨折

- 単独骨折か,鼻篩骨合併骨折か,頭蓋底骨折の合併はないか,など画像と臨床所見より診断する(図1).治療の目的は外鼻形態の復元と骨折に伴う鼻閉の改善である.

鼻骨単独骨折の整復治療

- 鼻骨整復鉗子(ワルシャム鉗子,アッシュ鉗子)にて偏位変形した鼻骨を元に戻す(図2).整復後の固定は一般に内固定(鼻内ガーゼ)と外固定(鼻骨シーネ)を用いる.整復時の麻酔はキシロカインスプレーおよび麻酔を浸したガーゼを鼻骨下粘膜部に挿入留置して行う.
- 最近は,全身麻酔下,エコーガイド下に丁寧に正確な整復を行うようになり,局所麻酔下で整復する機会は少なくなりつつある.

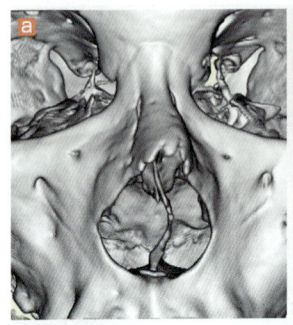

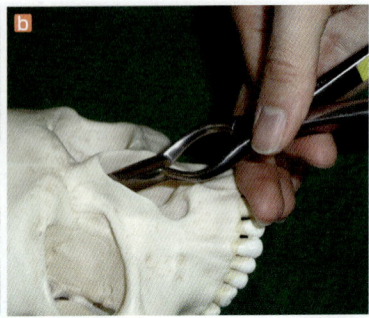

図2 鼻骨骨折
a：3D-CT および軸断像にて整復を要する部位と方向を把握する.
b：ワルシャム鉗子による整復.

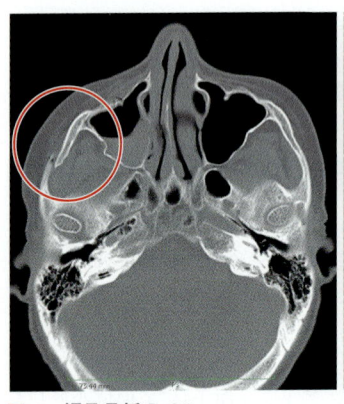

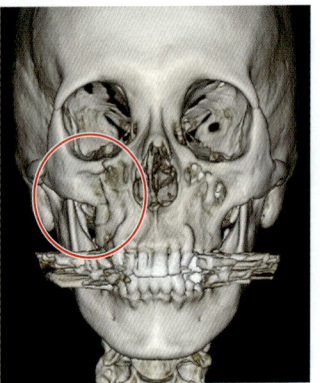

図3 頬骨骨折のCT
水平断および 3D 像にて骨折形態を把握する.

● 頬骨骨折

- 3D-CT により骨折の診断は容易である（図3）.
- 臨床症状の三徴は以下であり形態的には頬部の扁平化を認める.
  - ▶ **頬部知覚障害**…眼窩下神経損傷による
  - ▶ **開口障害**…側頭筋の圧迫による
  - ▶ **複視・眼球運動障害**…眼窩骨折による

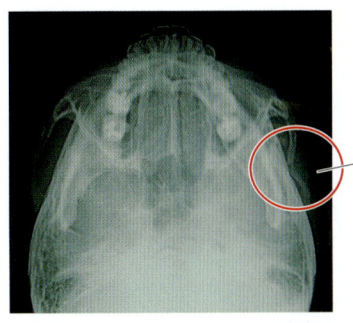

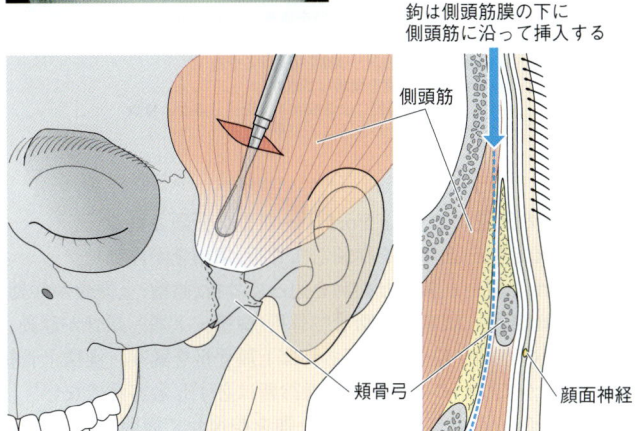

図4 整復用起子による頬骨弓整復

(図中ラベル: 頬骨弓の陥凹により側頭筋が圧迫される／鈎は側頭筋膜の下に側頭筋に沿って挿入する／側頭筋／頬骨弓／顔面神経)

- これらの症状と画像上の骨折所見の相関を把握する．数日経ても改善しない開口障害と複視(眼球運動障害)が手術の絶対適応となり，受傷後1, 2週間以内に手術を行う．形態改善目的(整容面)でも手術適応となる．
- 頬骨弓単独骨折では，側頭筋の圧迫による開口障害をきたす．手術は側頭部より側頭筋膜下に整復用起子を挿入して陥凹部を挙上する(図4)．局所麻酔下での整復が可能である．

● 上顎骨折(Le Fort型骨折)

- 骨折により上顎歯槽部が後退し咬合不全が生じる．上顎を横断す

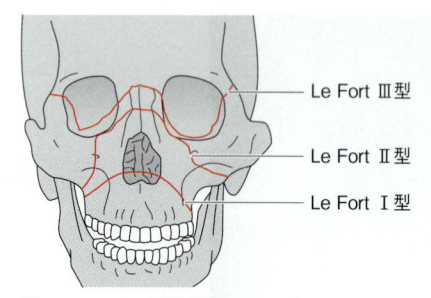

図5 Le Fort 型骨折（シェーマ）
Le Fort Ⅰ型：上顎洞・鼻腔を横断して骨折（歯槽骨の浮動を認める）
Le Fort Ⅱ型：上顎洞と眼窩を通過する骨折
Le Fort Ⅲ型：眼窩を横断して骨折
いずれも歯槽の偏位による咬合不全を生じるが，複数の骨折型が組み合わさることが多い．

る骨折線の位置により Le Fort Ⅰ～Ⅲ型に分類される（図5）．
- ▶Le Fort Ⅰ型…上顎洞を横断して骨折（歯槽骨が浮動）
- ▶Le Fort Ⅱ型…上顎洞と眼窩を通って骨折（歯槽・上顎骨が浮動）
- ▶Le Fort Ⅲ型…眼窩を横断して骨折（歯槽・上顎・頬骨が浮動）
- 上顎歯槽の浮動や咬合不全があれば上顎骨折を疑う．画像上骨折線は明らかでないことが多く画像診断は必ずしも容易でない．
- 手術は咬合の回復を目的とし，上顎を整復して顎間固定を行う．顔面多発骨折や挫創を合併することが多いので，これらの創傷処置および治療方針が定まった後，受傷後1，2週間以内に手術を行う．

第2章
口腔外科

① 顎口腔領域の解剖・歯式　34
② 外傷におけるパノラマX線写真とCTの使い分け　38
③ 顎口腔領域の救急治療：総論　41
④ う蝕への対応　45
⑤ 歯周組織の炎症（歯肉炎，歯周炎，智歯周囲炎）　49
⑥ 口腔内軟組織の損傷　53
⑦ 義歯・矯正装置による損傷　56
⑧ 歯の外傷，歯槽骨骨折　58
⑨ 下顎骨骨折　63
⑩ 顎関節脱臼　66
⑪ 抜歯後出血　70
⑫ 口内炎（アフタおよびウイルス性疾患）　73
⑬ 歯性上顎洞炎　77
⑭ 唾液腺炎，唾石症　79
⑮ 蜂窩織炎，骨髄炎，深頸部膿瘍　83
⑯ 壊死性軟部組織感染症（ガス壊疽，壊死性筋膜炎）　86

1 顎口腔領域の解剖・歯式

POINT

- 顎口腔領域は舌，顎骨，口唇などの各組織が複雑に関わりあって総合的に形態と機能を形成しており，摂食，嚥下，呼吸，構音，味覚などさまざまな機能を担っている．このため，口腔内では比較的軽度の外傷や炎症であっても機能障害が大きくなりやすい．
- また，歯は上皮というバリアを貫通して外部に接しているため，歯と歯肉の間から感染を起こしやすい．さらに，顎骨は厚さ2mm程度の薄い歯肉に覆われているだけなので，外傷などで容易に露出する．
- 救急対応時に必要な知識として，このような顎口腔領域の特殊な構造を理解しておくとよい．

● 口腔の解剖

- 口腔を構成する組織の名称は図1のとおりである．口蓋の前2/3は硬口蓋，後1/3は軟口蓋に分けられる．扁桃には，口蓋扁桃，舌扁桃，咽頭扁桃，耳管扁桃の4つがあるが，一般的には口蓋扁桃を指す．
- 歯は上下顎の歯槽に収まり，各々弓状の上下歯列弓を形成する．歯の外部に露出する部分を歯冠といい，歯槽内の部分を歯根という．歯冠はエナメル質，歯根はセメント質で覆われており，その内部に歯の大部分を構成する象牙質を有する．象牙質の中心には歯髄腔があり，脈管や神経を含む歯髄を内包する．歯根は歯根膜によって歯槽骨と結合する（図2）．

● 歯式

- 歯は正中より外に向かい，第一切歯，第二切歯，犬歯，第一小臼歯，第二小臼歯，第一大臼歯，第二大臼歯，第三大臼歯（＝智歯）と呼ぶ．
- しかし，一般的にはこれを簡略化して正中から左右に1，2，3…とナンバリングしていく方法が多く用いられている．右側上顎の前から3番目の歯（犬歯）であれば，そのまま"右上3"あるいは

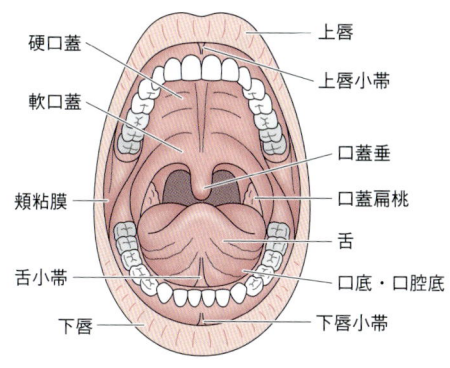

図1 口腔の構造

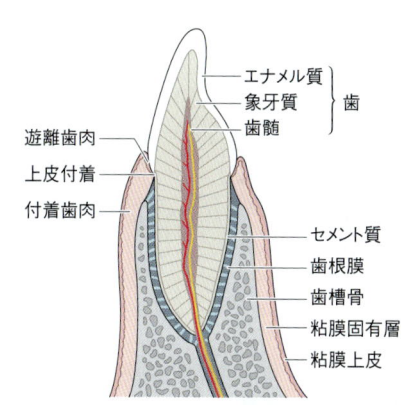

図2 歯の構造

- "3⌋"と記載する.
- 歯式にはさまざまな記載方法があるが，救急外来では図3，4のように記録することが多い．直感的に理解しやすく，特殊な文字を使用しないので電子カルテや紹介状などの電子媒体での記載も容易である．

36 ● 2 口腔外科

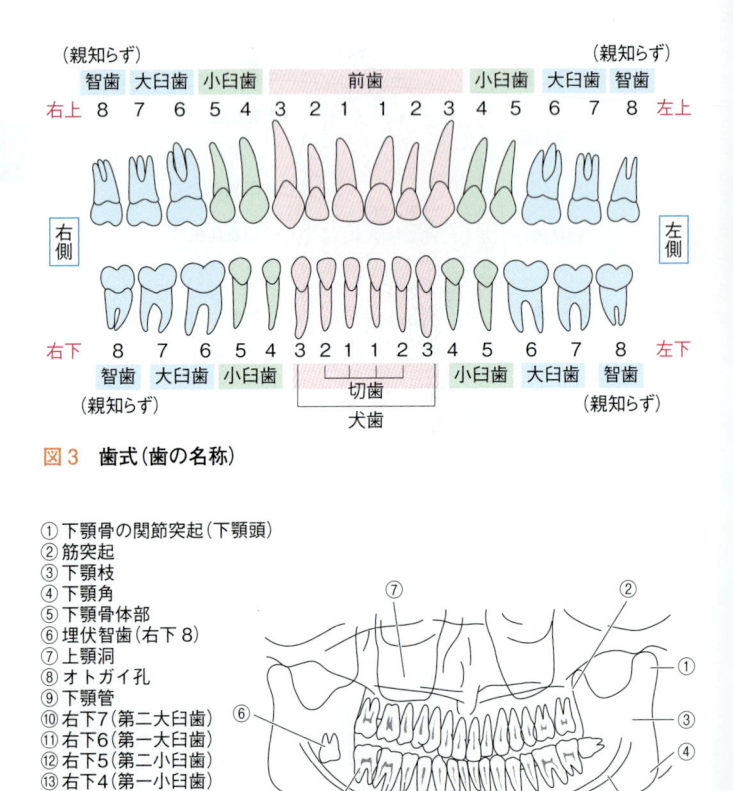

```
（親知らず）                                              （親知らず）
 智歯  大臼歯 小臼歯      前歯        小臼歯 大臼歯 智歯
右上  8  7  6   5  4   3  2  1  1  2  3   4  5   6  7  8  左上
```

右側 / 左側

```
右下  8  7  6   5  4   3  2  1  1  2  3   4  5   6  7  8  左下
 智歯  大臼歯 小臼歯       切歯        小臼歯 大臼歯 智歯
（親知らず）          犬歯                    （親知らず）
```

図3　歯式（歯の名称）

①下顎骨の関節突起（下顎頭）
②筋突起
③下顎枝
④下顎角
⑤下顎骨体部
⑥埋伏智歯（右下8）
⑦上顎洞
⑧オトガイ孔
⑨下顎管
⑩右下7（第二大臼歯）
⑪右下6（第一大臼歯）
⑫右下5（第二小臼歯）
⑬右下4（第一小臼歯）
⑭右下3（犬歯）
⑮右下2（側切歯）
⑯右下1（中切歯）

図4　健常者のパノラマX線写真

● 骨の名称（図5, 6）

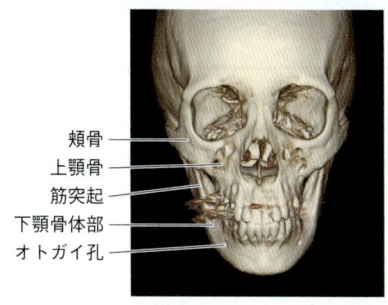

図5 健常者の3D-CT像（正面）

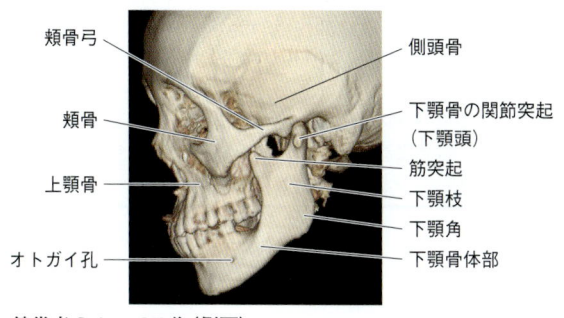

頬骨
上顎骨
筋突起
下顎骨体部
オトガイ孔

図6 健常者の3D-CT像（側面）

頬骨弓
頬骨
上顎骨
オトガイ孔
側頭骨
下顎骨の関節突起（下顎頭）
筋突起
下顎枝
下顎角
下顎骨体部

② 外傷におけるパノラマ X 線写真とCT の使い分け

POINT

- 骨の精査（特に骨折）には CT が適しており，歯の精査にはパノラマ X 線写真が優れる．
- 顎骨や歯槽骨の骨折は，パノラマ X 線やデンタル X 線写真よりも CT の 3D 構築のほうが診断しやすい（図 1, 2）．
- 一方，歯の状態（破折や脱臼など）に関しては，パノラマ X 線やデンタル X 線写真のほうがわかりやすい（図 3）．その理由として，以下の事項が挙げられる．
  - ▶ CT では，歯に被せた金属によるアーチファクトで歯が不明瞭になりやすい．
  - ▶ 歯の破折面は CT のスライス面と平行（水平方向）であることが多く，CT のスライス幅の間に破折面があると描出できない．
  - ▶ 3D 構築では歯槽窩（ソケット）内における歯根の破折状態が確認できない．
- なお，デンタル X 線写真ではより強拡大でシャープな画像が得られるが（図 3），救急施設では撮影できないことが多く，現実的にはパノラマ X 線でのスクリーニングで問題ない．

memo パノラマ X 線写真の撮影ポジション

- パノラマ X 線写真の撮影ポジションには，切端位（切端咬合位）と咬合位（中心咬合位）があり，切端位とは前歯部（切端）で咬合した位置で，咬合位とは臼歯部で咬合した（最も深く咬んだ）位置である．
- パノラマ X 線撮影の断層域から歯列弓が外れるとサイズやピントの合わない画像になるため，歯を観察したい場合は，上下歯列弓の前後的ずれが生じないように切端位で撮影する．一方，骨折などの精査で上下歯の咬合関係を観察したい場合は，最も深く咬んだ（中心）咬合位で撮影する．
- したがって，救急外来でスクリーニングの 1 枚が必要であれば咬合位で撮影し，すでに CT で骨折の有無が確認できており，歯を見るために追加撮影するのであれば切端位で撮影すればよい．

❷ 外傷におけるパノラマX線写真とCTの使い分け ● 39

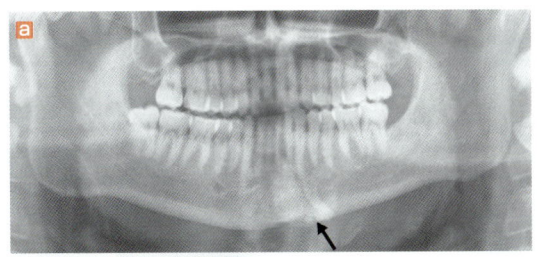

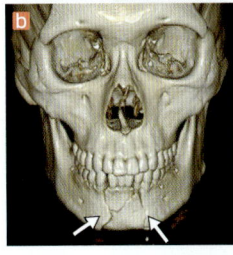

図1 下顎骨骨折の例
a：下顎骨骨折パノラマX線写真，b：同症例の3D-CT像．
パノラマX線写真では，左下3部以外の骨折線は不明瞭であるが，3D-CTでは右下3〜左下3部に及ぶ骨折を認める．

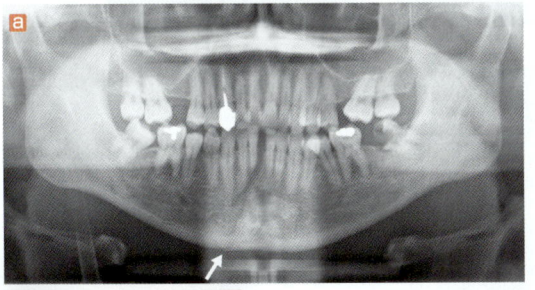

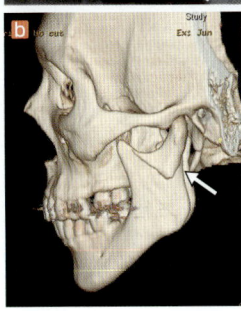

図2 下顎骨重複骨折の例
a：下顎骨骨折パノラマX線写真，b：同症例の3D-CT像．
パノラマX線写真では，正中部以外の骨折線は不明瞭であるが，3D-CTでは左側関節突起基部の骨折を認める．この症例の関節突起骨折はパノラマX線写真では判定できない．

40 ● 2 口腔外科

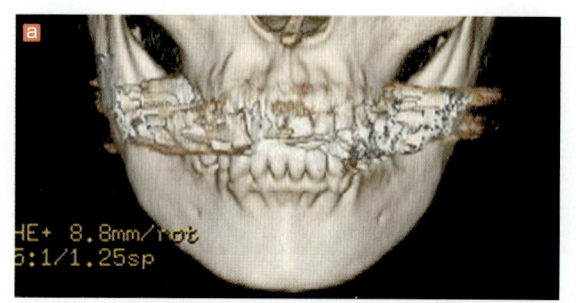

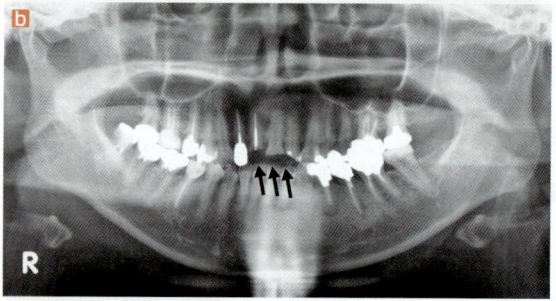

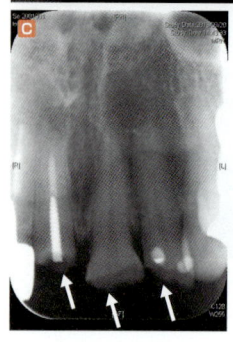

図3　上顎前歯部破折の例
a：上顎前歯部破折症例3D-CT像，b：同症例のパノラマX線写真，c：同症例のデンタルX線写真．
3D-CTでは金属によるアーチファクトで歯が不明瞭である．また歯槽窩（ソケット）内で根の破折があるか否かは確認できない．しかし，パノラマX線写真やデンタルX線写真では，右上2，1，左上1の歯冠部が破折しており，歯根には破折がないことが確認できる．

③ 顎口腔領域の救急治療：総論

POINT

- 顎口腔領域で緊急処置が必要となるのは，呼吸困難，大出血，完全脱臼歯である．
- 口腔外科医・歯科医が不在の場合，**上記緊急疾患以外は翌日以降の処置でもよい**．
- 歯の外傷は基本的に不可逆的であることを患者に説明する．

● 顎口腔領域の緊急疾患（JTAS に基づくトリアージ）

　口腔局所を診察する前に，患者生命に切迫した状況がないかを確認することが肝要である．

〔レベル1（蘇生）〕

- 重度の呼吸困難，気道閉塞
  - ▶ ガス壊疽，蜂窩織炎
  - ▶ 顎顔面骨折や口腔内の裂創による出血，浮腫

〔レベル2（緊急）〕

- 気道閉塞の可能性
- 制御困難な出血
  - ▶ 骨折や口腔内の裂創
- 完全脱臼歯（2時間以内に整復できれば生着する可能性が高い．）

● 口腔内の麻酔

- 口腔内では，8万倍希釈アドレナリン添加2％リドカインが第1選択となる．通常救急外来に常備されているものは「1％エピレナミン入りキシロカイン」*であるが，これは10万倍希釈アドレナ

---

*1％エピネフリン入りキシロカインとも呼ばれる．
**顎口腔領域は血管が非常に豊富で局所麻酔薬が吸収されやすい．よって十分な麻酔効果を得るために，濃度2％のリドカインとアドレナリンを用いる．アドレナリンの血管収縮作用によって局所麻酔薬の吸収を遅らせ，麻酔効果の増強と麻酔持続時間の延長，血中濃度の上昇抑制による中毒の防止が得られる．さらに術野からの出血が減少するため手術操作が容易となる．

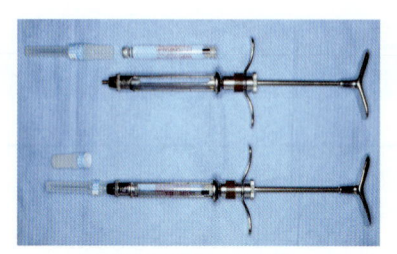

図1 歯科浸潤麻酔用の注射器，30 G 注射針，キシロカイン®1.8 mL カートリッジ

リン添加1％リドカインであり，これで代用しても構わない（以下同）**．
- 創や出血部位の周囲に2～4 mL 程度局注する．
- 27 G より細い針を用いる．可能であれば，30 G の歯科用注射針と専用カートリッジを使用する（図1）．

● 抗菌薬の選択

- 顎口腔領域の感染症としては歯性感染症が最も多く，その原因菌は嫌気性菌および口腔連鎖球菌である．嫌気性菌で最も分離される頻度が高い Prevotella 属では，β-ラクタマーゼ産生菌が増加傾向にある．一般に炎症の重篤化に伴って嫌気性菌の割合が高くなるため，蜂窩織炎や深頸部膿瘍などの重症歯性感染症では β-ラクタマーゼ産生菌に対して強い抗菌力をもつ薬剤を選択する．
- 顎口腔領域は抗菌薬移行濃度が低く，嫌気環境の改善のためにも適切な切開排膿処置が必要である．

経口薬
1 第1選択経口薬（軽度の感染）
- 歯周組織炎や歯冠周囲炎など1～2歯の周囲に生じる軽度の感染では，ペニシリン系の経口薬が第1選択となる．

> **処方例**
>
> **ペニシリン系**
> - サワシリン®錠(250 mg), パセトシン®錠(250 mg)　1回1錠　1日4回, または1回2錠　1日3回
>
> ※ペニシリンアレルギーの場合
> - ダラシン®カプセル(150 mg)　1回1カプセル　1日4回, または1回2カプセル　1日3回
> - ジスロマック®錠(250 mg)　1回2錠　1日1回

2 第2選択経口薬(中等度の感染)

- ペニシリン系で効果が認められない場合や骨髄炎では, β-ラクタマーゼ産生菌への対応を考慮する. 静脈投与が望ましいが入院や継続通院が困難な場合にも, これらの経口薬が適応となる. 下痢に注意する.

> **処方例**
>
> - ユナシン®錠(375 mg)　1回1錠　1日3回
> - オーグメンチン®配合錠250 RS　1回1錠　1日3〜4回
> - グレースビット®錠(50 mg)　1回2錠　1日2回
> - ファロム®錠(200 mg)　1回1錠　1日3回

注射薬

1 第1選択注射薬(中等度の感染)

- 顎骨周囲に及ぶ骨膜炎や蜂窩織炎では抗菌薬の静脈投与を必要とする. 可能な限り切開排膿処置を併用する.

> **処方例**
>
> - ロセフィン®注　1回1g　1日1回　点滴静注
> - ユナシン-S®注　1回3g　1日4回　点滴静注

2 第2選択注射薬(重度の感染：深頸部膿瘍, 急性の骨髄炎など)

- 嚥下困難や開口障害が著しく, 気道閉塞の危険性がある場合は, 抗菌薬投与とともに緊急入院下で切開による隙の開放を必要とする.

> **処方例**
>
> **カルバペネム系**
> ・メロペン®注 1回1g 1日3回 点滴静注
> ・フィニバックス®注 1回1g 1日3回 点滴静注
> ※ガス壊疽,壊死性筋膜炎など**最も重篤な症例**ではカルバペネム系とダラシン®Sを併用する.
> ・ダラシン®S注 1回600 mg 1日3回,または1回600 mg 1日4回 点滴静注

④ う蝕への対応

POINT
- う蝕はステージによって治療方法が異なるが，口腔外科医・歯科医が不在の救急外来では，まず鎮痛薬と抗菌薬の投与を行う．

診断

- 疼痛を訴える歯を軽く打診して部位を特定する．
- 上顎小臼歯(4, 5番)，大臼歯(6, 7番)に症状を認める場合は，上顎洞炎の可能性も考慮する(→ p.77)．
- パノラマX線写真で歯冠や根尖部の透過像を確認する(図1, 2)．
- **三叉神経痛**…間欠的な電撃様の激痛がある場合は三叉神経痛の可能性を考慮する(第2枝＝上顎神経，第3枝＝下顎神経)．
  ▶ 睡眠中，入浴中は発作が起こらない．
  ▶ **Patrick発痛帯**…口角，鼻唇溝，鼻翼，口唇，歯肉，前頬部，側頭皮膚などを軽く擦過するだけで誘発痛が生じる．

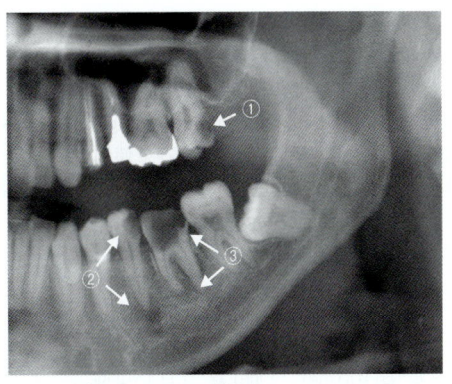

図1　う蝕パノラマX線写真
①左上7：象牙質う蝕(C2)
②左下5：歯髄に達したう蝕(C3)から根尖性歯周炎へ移行
③左下6：歯冠崩壊(C4)となり，根尖性歯周炎へ移行

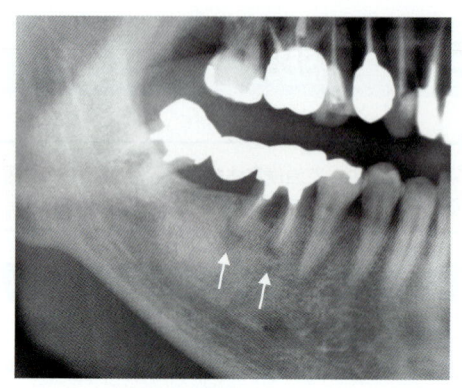

図2 右下6根尖性歯周炎(↑)パノラマX線写真

● 治療

- 歯痛の原因のほとんどはう蝕，およびそれに続発する歯髄炎，根尖性歯周炎によるものであり，その根本的治療には歯の削合を必要とすることが多い．このため，**救急外来での対応としては，鎮痛薬と抗菌薬(メイアクトMS®錠，サワシリン®錠など)の経口投与**を行う．これは一時的に症状を緩和するのみであり，**翌日に歯科あるいは口腔外科を受診するよう説明する．**
- 経口鎮痛薬で効果がないため救急受診していることも多く，その場合は坐薬(ボルタレン®サポ25 mg/50 mgなど)や静脈注射(ロピオン®50 mg+生食50 mL点滴静注)を使用する．
- **局所麻酔薬の使用も考慮する．**一度低下した疼痛の閾値が上昇して鎮痛薬が効きやすくなることがある．
- 三叉神経痛が疑われる場合は，診断的にカルバマゼピン(テグレトール®)の投与を考慮する．

処方例

- テグレトール®錠(100 mg)　1回1錠　1日1〜2回

| memo | う蝕の進行と抗菌薬 |

う蝕は，細菌が産生する酸によるエナメル質の脱灰（C1）に始まり，象牙質（C2），歯髄（C3），歯冠崩壊（C4）へと病変が進行していく（図3, 4）．

歯の中に炎症がとどまる歯髄炎まで（C1～3）であれば抗菌薬投与は不要である．しかし，歯冠崩壊（C4）などで歯周組織に感染が及んだ場合は抗菌薬の投与が必要となる．このような状態は**根尖性歯周炎**（図1～3）とよばれ，しばしば歯肉の発赤・腫脹，膿瘍形成などを伴う．

ただ，救急外来でこれらを鑑別することは困難であり，その必要性も低いため，歯と歯周組織に関する疼痛に対しては全例抗菌薬と鎮痛薬の投与でよい．

エナメル質う蝕 （C1）　　象牙質う蝕 （C2）　　歯髄に達したう蝕 （C3）　　歯冠崩壊 （C4）

歯周組織に感染が波及

歯髄炎や根尖性歯周炎　　根尖性歯周炎

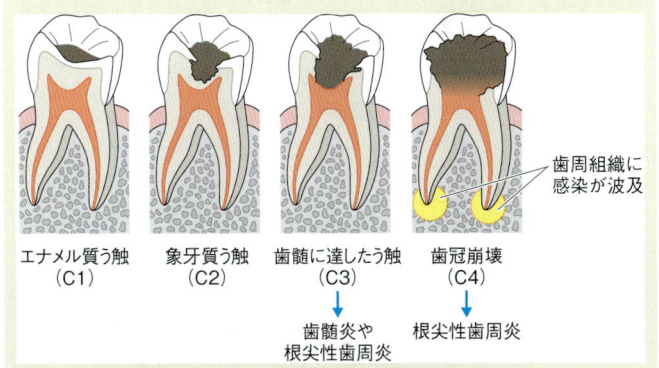

図3　う蝕の進行

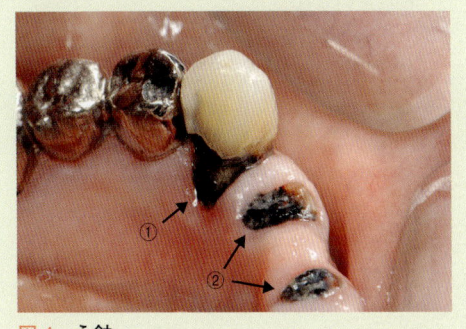

図4　う蝕
①歯頸部のう蝕（C3），②歯冠が崩壊し，残根状態となったう蝕（C4）

> **memo** 激しい歯痛を訴える患者の仮封材や仮歯を外すべきか？

歯の仮封材の種類や目的はさまざまであり，仮封が強固で簡単に外せない場合もある（図5）．また，C1，C2 のう蝕や歯髄炎では，仮封を外すと象牙質が露出するため疼痛が増悪する．よって，通常は無理に仮封材を外す必要はない．

ただし，根尖部歯肉や周囲組織，顔面の腫脹を認める場合（**根尖性／辺縁性歯周炎など**）は，内圧が亢進していることが考えられるため，もし可能であれば鑷子などで仮封材や仮歯を除去する．外すことによって対合歯と接触しなくなるため，患部の安静が得られるという効果もある．

反対に仮封材が外れて受診した場合は，通常救急外来に被覆・充填する材料がないため，特に処置の必要はない．疼痛が強い場合は早急に歯科を受診するよう説明する．

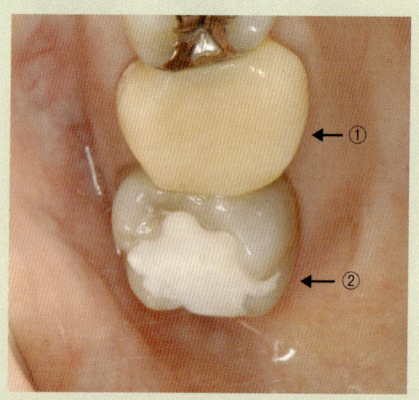

図5 歯の仮封材と temporary crown
① temporary crown（いわゆる仮歯），②仮封材．②の仮封材は①の仮歯と異なり救急外来で除去不能であるが，その判断は難しく，基本的には無理に仮封材を外す必要はない．

5 歯周組織の炎症（歯肉炎，歯周炎，智歯周囲炎）

POINT
- 1〜2歯に限局した炎症であれば，基本的に投薬のみでよい．
- ただし，重症化すると生命を脅かす蜂窩織炎や深頸部膿瘍に移行することがある．

用語の定義

歯肉炎：炎症が辺縁歯肉に限局し，歯根膜の破壊や歯槽骨の吸収が生じていないもの（図1）．

歯周炎：歯周組織の慢性炎症性病変で，歯根膜や歯槽骨などの深部歯周組織の破壊を伴うもの（図1〜3）．歯（う蝕など）が原因である「根尖性歯周炎」に対して，「辺縁性歯周炎」ともよばれる．

智歯周囲炎：智歯の歯冠周囲の炎症を特に智歯周囲炎と呼ぶ．最も後方に萌出する智歯はスペース不足から完全萌出が困難であり，歯冠が部分的に歯肉で被覆された状態になりやすいため，歯肉の炎症を起こしやすい（図4, 5）．

● 診断

- 歯肉の発赤，腫脹，圧痛，および膿瘍形成の有無を確認する（図6）．
- 患歯の動揺や打診痛の有無を診査する．
- 顎下リンパ節の腫脹，圧痛を認めることも多い．
- パノラマX線写真で歯槽骨や歯冠周囲の骨吸収像を確認する（図3, 5）．
- 顎骨周囲や顔面に及ぶ腫脹を認める場合は，CTにて炎症の波及している組織隙を確認し，蜂窩織炎や深頸部膿瘍（➡ p.83）に準じて診断・治療を進める．

● 治療

- 救急外来においては，咬合調整や歯の暫間固定ができないため，抗菌薬（ペニシリン系）を経口投与する（➡ p.42）．
- 著しい歯の動揺がみられる場合は，可及的速やかに専門医に紹介する．

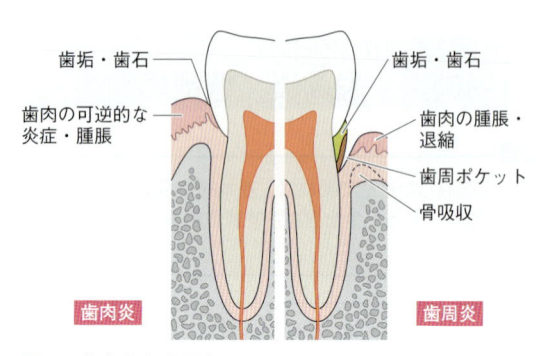

図1 歯肉炎と歯周炎

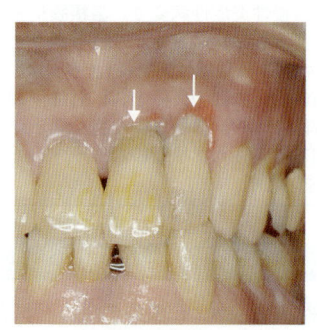

図2 （辺縁性）歯周炎
辺縁歯肉の腫脹に加えて歯槽骨の吸収を認めるため，歯根が露出している（↑）．

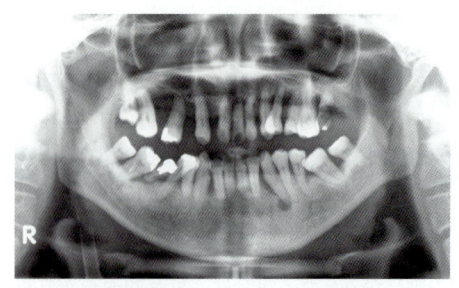

図3 （辺縁性）歯周炎パノラマX線写真
全歯にわたって歯を支える歯槽骨の吸収を認める．

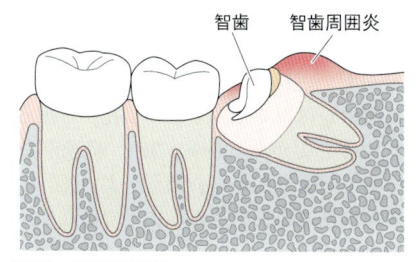

5 歯周組織の炎症（歯肉炎，歯周炎，智歯周囲炎） ● 51

図4 智歯周囲炎
智歯は部分的に歯肉で被覆された状態になりやすく，炎症を起こしやすい．

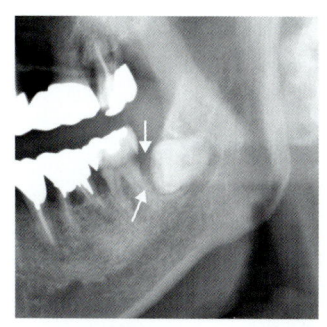

図5 智歯周囲炎パノラマX線写真
埋伏智歯の歯冠周囲に慢性的な感染による骨吸収像を認める（↑）．

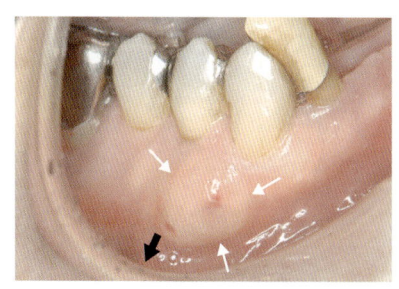

図6 歯周炎の急性化による膿瘍形成（↑）
穿刺あるいは切開の対象となるが，オトガイ神経に留意する．
おおよそのオトガイ孔の位置を➡で示す．

- 明らかな膿瘍形成を認める場合は，切開・排膿処置を行う．
- 波動が明らかではなく切開を迷う場合は，5 mL のシリンジに 18 G の針を装着し，試験穿刺を行って膿の有無を確認する．
- 下顎の 4, 5, 6 歯のレベルでは，オトガイ孔から出るオトガイ神経の損傷に注意する必要がある（➡ p.36）．経験がない場合は穿刺にとどめ，あえて切開を加えないほうがよい（図 4）．
- 顎骨周囲や顔面に及ぶ腫脹を認めるようであれば，抗菌薬を経静脈投与する（➡ p.42）．

6 口腔内軟組織の損傷

POINT

- **軟口蓋の刺創**：歯ブラシや箸，鉛筆などの異物が迷入していないかを問診やCT，MRIなどで確認する．異物の刺入位置によっては頭蓋内損傷や大出血の可能性があり，耳鼻咽喉科，脳神経外科に連絡して全身麻酔下での処置を検討する．

● 診断

- 口唇の裂創は創内に歯の破片や砂が残存することが多く，縫合前に可能ならばデンタルX線写真を撮影する．屋外での受傷では破傷風トキソイド®の投与を検討する．
- 貫通の有無を精査する．特に口唇では口腔内外の交通を認めることが多い（図1）．
- 歯肉や口腔底の裂創では，歯の損傷や顎骨骨折を併発していることがある．

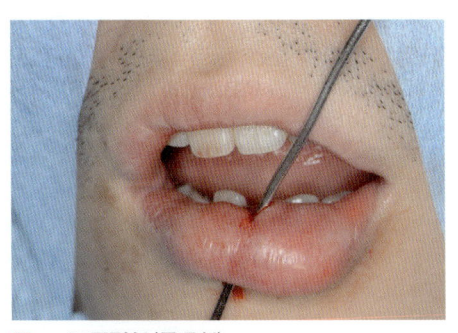

図1 **下唇裂創（貫通創）**
貫通創では内層縫合を行う．

● 治療

1. **術野の確保**：口腔内は術野が狭く器具が操作しにくいため，創部を明示することが重要である．助手は左手の筋鉤で口角を圧排し，右手のガーゼもしくは吸引で出血をコントロールする．舌後方の創の場合は，舌正中に0号(1-0)，あるいは1号絹糸を掛けてstay sutureとし，舌を前方へと牽引するとよい．
2. **局所麻酔**：口腔内は，8万倍希釈アドレナリン添加2%リドカインが第1選択．なければ1%エピレナミン入りキシロカイン(10万倍希釈アドレナリン添加1%リドカイン)で代用．
3. **洗浄**：口腔内は流水での洗浄が困難であるため，創内を生理食塩水にて洗浄し，必要があれば滅菌ブラシで異物を除去する．
4. **デブリドマン**：口腔内は血流が豊富で比較的感染しにくいため，デブリドマンでは最小限に留めるほうがよい．不用意にデブリドマンを行うと変形治癒を招くことがある．
5. **止血**：歯科治療時の偶発症や舌の自傷行為などで動脈が損傷している場合は，血管の結紮が必要となる．ガーゼや吸引を用いて出血点を探しながら，モスキート鉗子で血管を挟む．3-0(あるいは2-0)絹糸で結紮する．血管が明らかでない場合は出血部周囲の数mmの範囲を集束結紮する．小静脈はバイポーラで電気凝固する．
6. **縫合**：創の深さが5mm以上ある場合や貫通創では，死腔を残さないために内層縫合を行う(図1)．
7. **縫合糸**：基本は針付きのモノフィラメントナイロン糸(口腔内は4-0，赤唇部は5-0，あるいは6-0)であるが，口腔内粘膜面には糸断端が柔らかく口腔内を刺激しないバイクリン®などの編み糸吸収糸がよい．内層(筋層)は5-0の吸収糸(DEXON®，Maxon®，PDS®など)を用いる．止血目的の場合は3-0絹糸を使用する．吸収糸は抜糸不要となる．
8. **縫合方法**：粘膜の縫合は基本的に単結節縫合で行う．組織欠損などで緊張のかかる場合や創の裂開が深い場合は，創面密着度の高い垂直マットレス縫合を用いる．

> **memo** 縫合するか否か？
>
> 皮膚の場合，感染が疑われる汚染創や咬創などでは開放創とすることも多いが，口腔内の大きな創は徹底的に洗浄を行ったうえで**基本的に縫合する**．口腔内は dressing ができないことから，創の保護や止血が困難となるためである．
>
> 創の長さが1cm以下で離開しておらず，止血されているならば，必ずしも縫合しなくてよい．

【上唇小帯裂創の縫合】

- 上唇小帯の裂創は小児に多く，創が小さく止血していれば縫合の必要はない．
- そもそも上唇小帯が強直しているために裂創が生じやすいことから，縫合する場合は上唇小帯形成術を応用する．創が縦長の菱型になるので左右から縫合して小帯の緊張を解く（図2）．

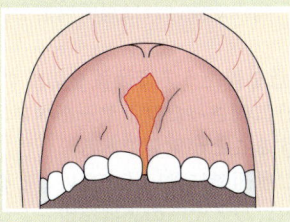

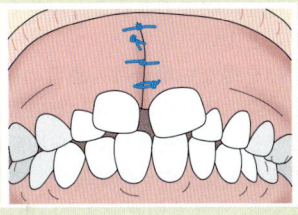

図2 上唇小帯裂創
菱型の創を縦方向に縫合して上唇小帯の強直を防ぐ．

7 義歯・矯正装置による損傷

● 診断

- 部分床義歯のクラスプ，あるいは矯正装置のワイヤーは，頬粘膜や口唇，舌に刺さることが多い．
- 軟組織内に迷入している可能性がある場合は，X線撮影を行う．

● 治療

- まずは，装置を切断することなく除去を試みる．除痛が得られれば容易に除去できることが多く，痛みが強ければ局所麻酔を併用するとよい．
- やむを得ない場合は，患者の同意を得たうえで装置を切断する．その際，切断片が迷入しないように刺さったワイヤーをペアンなどでしっかり把持してから切断することが重要である．
- 切断したワイヤーの断端が，再び軟組織に食い込まないことを確認する．うまく切断できない場合は，ワイヤーの先端をボーンワックスでカバーするとよい．
- ワイヤーを切断するよりも粘膜を切開したほうが，安全で迅速に装置を除去できる場合も多い．また，義歯のクラスプの中には太くて切断困難なものがある．これらのような場合は，患者の同意を得たうえで，8万倍希釈アドレナリン添加2%リドカインを2mL程度局注して，粘膜を小切開する．

用語の定義

全部床義歯(総義歯)：無歯顎患者に使用する義歯(図1)．
部分床義歯：1本以上の残存歯がある患者に使用する義歯(図2)．
クラスプ：部分床義歯で使用する鉤(バネ) (図3)．
矯正装置：歯に装着するブラケット，ブラケットを通るワイヤー，および牽引ゴムで構成されている(図4)．

❼ 義歯・矯正装置による損傷 ● 57

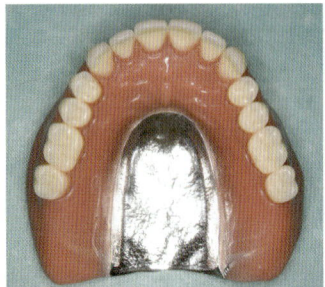

図1 総義歯
義歯の床縁が粘膜に食い込んで褥瘡性潰瘍が生じることがある.

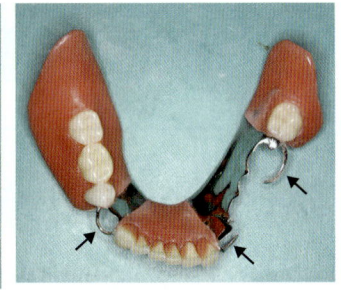

図2 部分床義歯
残存歯に掛けるクラスプ(鉤)がある.

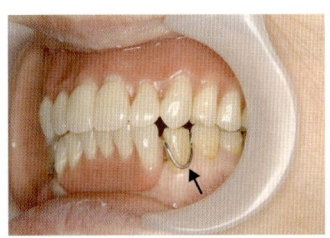

図3 クラスプ
クラスプが軟組織に食い込むことが多い.

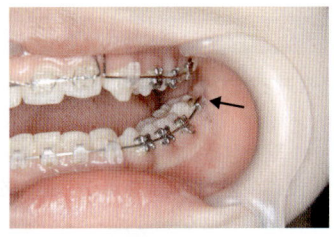

図4 矯正装置
ワイヤーエンド(後端)が頬粘膜に刺さることが多い(↑).

8 歯の外傷，歯槽骨骨折

POINT

- 脱臼か破折かの鑑別が重要．
- 歯の脱臼では脱落後の保存状態と経過時間が重要であり，生着させるには受傷後 30 分以内，湿潤状態で保存されていても 2 時間以内の再植が望ましい．
- 歯の破折では破折片の接着が困難であることが多い．
- 脱臼，破折いずれの場合も，歯が残せない可能性があること，最終的には人工材料による補綴治療が必要であることを説明する．

最初の処置（検査前に）

- 口腔外に脱落した歯の有無を確認．
  - ▶歯が残っている場合は再植によって保存できる可能性があり，緊急性が高い．
- 脱落歯の保存（救急車から連絡を受けた場合も）
  - ▶乾燥させないこと．
  - ▶歯の脱臼か破折かにかかわらず，ひとまず保存する．
  - ▶**保存方法**…①歯の保存液「ネオ®」，②生食，③牛乳，④口腔内の順で考慮する．
  - ▶歯を把持するときは，歯根膜に損傷を与えないよう歯根に触れない．

診断

パノラマX線写真の撮影

- 完全脱臼，不完全脱臼，破折の鑑別（図1）
  - ▶歯槽骨に弾力性がある若年者では脱臼が多く，高齢者では破折が多い．
  - ▶脱臼は単根である前歯に多く，複根の臼歯ではほとんどが破折である．
- **顎骨骨折の有無の確認**…咬合不全がある場合は顎骨骨折を疑う．
- **歯槽骨骨折の有無の確認**…隣在歯が数本同時に動揺する場合は，

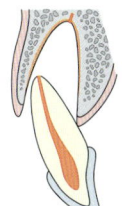

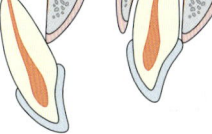

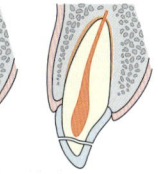

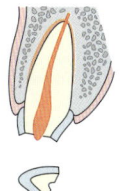

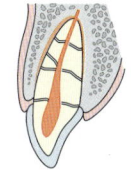

8 歯の外傷, 歯槽骨骨折

完全脱臼　不完全脱臼（亜脱臼）　露髄を伴わない歯冠破折　露髄を伴う歯冠破折　歯根破折

図1　歯の外傷

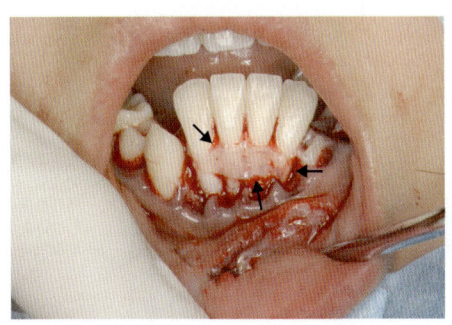

図2　歯槽骨骨折を伴う歯の不完全脱臼（↑ 歯槽骨骨折）
隣接する4本の歯がブロックで動揺している．

歯の外傷だけでなく，歯槽骨骨折を併発している可能性が高い．また，歯肉の裂傷を伴うことも多い（図2）．
- 顎骨や歯槽骨の骨折を疑う場合は，さらにCT（3D構築）を撮影して骨折線を精査する（→ p.38）．
- 本来，歯の精査を行う際はデンタルX線写真を撮影するが，口腔外科医が不在の救急外来ではパノラマX線写真によるスクリーニングでよい．

● 治療

歯の外傷
1 完全脱臼：歯が歯槽窩から脱落した状態（図3）．

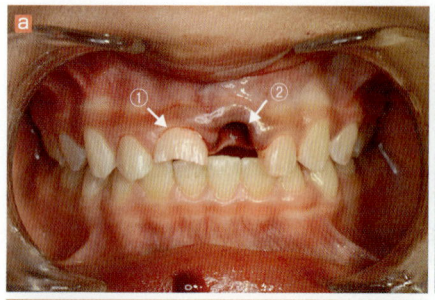

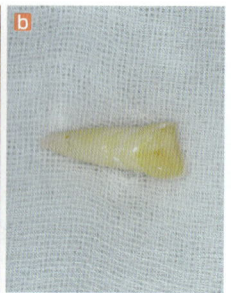

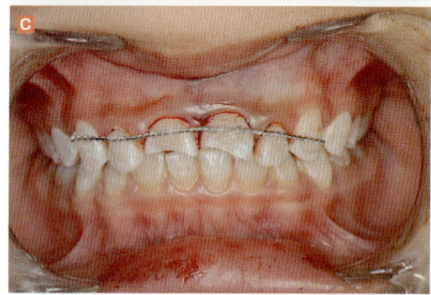

図3 歯の外傷
a:①右上1…歯冠破折,②左上1…歯の完全脱臼.
b:完全脱臼した左上1 脱落した歯は歯根膜を損傷しないように取り扱う.
c:整復固定後.

- 歯が残存していれば,ただちに口腔外科や歯科を受診させる.
- 受傷後2時間以内の再植であれば,生着する可能性が高い.
- 室内での受傷など汚染の少ない状態であれば,歯と歯槽窩を生理食塩水で洗浄し,固定ができなくとも元の位置に戻しておく.

2 不完全脱臼(亜脱臼):歯の位置異常や動揺を認めるが歯槽窩に留まっている状態(図2, 4).
- 動揺が著しい場合は,ただちに口腔外科や歯科を受診させる.
- できるだけ本来の位置に戻しておく.
- 軽度動揺の場合は翌日の受診でも致し方ない.

3 破折:以下の3タイプに大別され,それぞれ処置方針が異なるが,いずれも破折片は利用できないことが多い.

①**露髄を伴わない歯冠破折**…破折が歯髄に達していない状態.
- 破折片の接着は困難であることが多く,疼痛が強くなければ翌日以降の歯科受診でもよい.

②**露髄を伴う歯冠破折**…破折面に歯髄の露出を伴う状態(図3, 5).

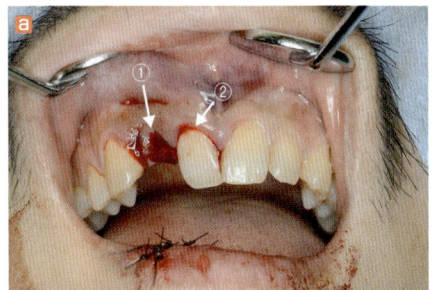

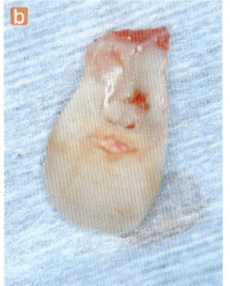

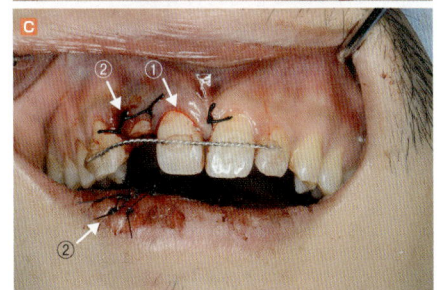

図4 歯の外傷
- a：①右上2…歯根破折，②右上1…亜脱臼．
- b：歯根破折した右上2．歯根が破折した場合，歯槽窩内に残存する歯根も保存困難であることが多い．
- c：処置後．①亜脱臼した右上1を整復し，ワイヤーにて固定．②上顎歯肉，下唇の裂創を縫合．

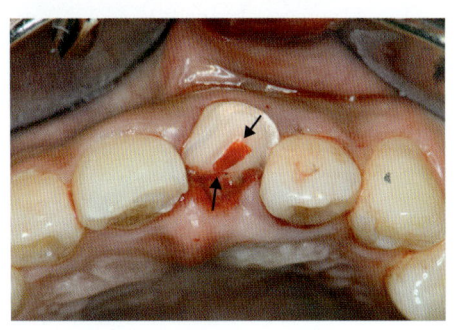

図5 露髄を伴う歯冠破折（↑ 露髄）

- 破折片の接着は困難であるが，歯髄の露出により疼痛が強く，早期の抜髄処置が必要となるため，当日，あるいは少なくとも翌日までに歯科を受診させる．

③**歯根破折**…歯槽窩内で折れているため，肉眼的には脱臼と鑑別

できないことが多い(図4).
- 破折片が残存していればただちに口腔外科や歯科を受診させるべきだが,歯槽窩内に残存する歯根も保存不可能で抜歯となることも多い.

歯槽骨骨折(図2)
- 歯槽骨骨折を併発している場合は重度の脱臼や破折であるため,可能な限り早く口腔外科や歯科を受診させる.
- 治療は歯の整復固定と同時に行う.できるだけ骨膜を損傷しないように剥離骨片を整復し,歯肉を緊密に縫合して骨片を固定する.

9 下顎骨骨折

POINT

- 咬合不全(図1)を認めたら骨折を疑い，CT(特に3D構築が有用)で確認する．
- 関節突起の骨折を見逃しやすいため，耳前部の圧痛や開口時痛を診査し，CTでも確認する(→ p.38)．

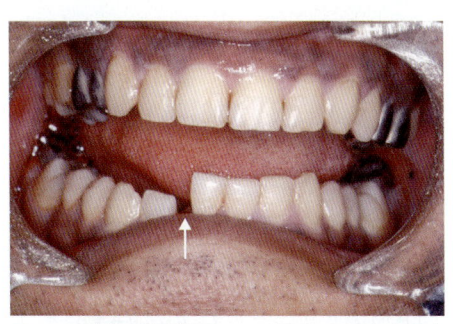

図1 下顎骨骨折(右下2, 1間)による咬合不全
(↑ 骨折部)

重症度の判定

- 気道閉塞・呼吸困難の有無をチェックする．
- 顎骨骨折による気道閉塞は，出血による腫脹や血液の貯留，舌根沈下が原因となることが多い．臨床所見やCTなどで気道確保(エアウェイ，気管内挿管，気管切開)の必要性を判断する(図2)．ただし，顎骨骨折のみで気道閉塞や呼吸困難が生じることは少ない．
- 大量出血の有無を確認する．
- 頭部外傷・頸椎損傷合併の有無を確認する．

診断

- 咬合不全(図1)や開口障害，顎運動異常(開口時に片側に偏位な

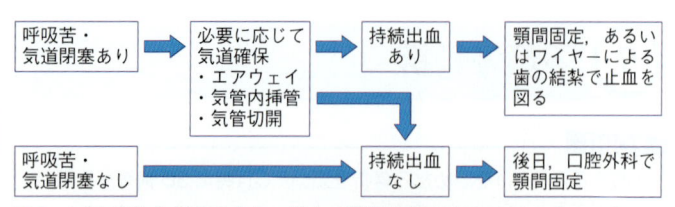

```
呼吸苦・         必要に応じて        持続出血       顎間固定,あるい
気道閉塞あり  →  気道確保      →   あり       →  はワイヤーによる
                ・エアウェイ                     歯の結紮で止血を
                ・気管内挿管                     図る
                ・気管切開
                     ↓
呼吸苦・                          持続出血       後日,口腔外科で
気道閉塞なし ──────────────→     なし       →  顎間固定
```

図2 **口腔外科を受診できない場合の顎骨骨折対応のフローチャート**
出血がないようであれば顎間固定は翌日以降でもよい.

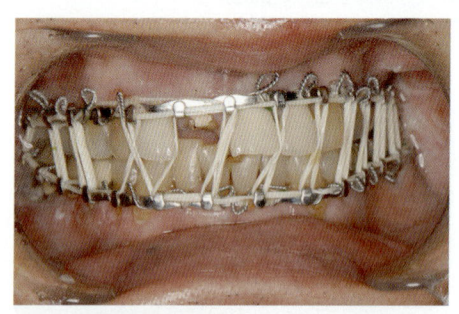

図3 **顎間固定（顎間牽引）**
上下歯列に副子（MMシーネ）を装着してゴム牽引する.後日,牽引によって正しい咬合関係に整復されてからゴムをワイヤーに変更して固定する.

ど）の有無を確認する.歯肉や口腔底に裂創や出血斑がみられる場合,その周囲の骨折を疑う.下唇に知覚異常を認める場合は,下顎管（下歯槽神経）が損傷されている可能性が高い.
- パノラマX線写真と顔面骨単純CT（3D構築が有用）の撮影（→ p.38）.
- 下顎骨骨折は正中部周辺,下顎角部,関節突起が好発部位で,これらが複合した多線骨折が生じやすい.

● 治療

- 口腔外科に連絡し,歯科用副子（シーネ）などで速やかに顎間固定（顎間牽引）を行う（図3）.通常,その場では正しい咬合関係まで整復できないため,ゴムで牽引する.数日の牽引によって正しい咬合関係に整復されてからゴムをワイヤーに変更して固定する.

- これらの保存的治療で十分な整復固定が得られない場合は，後日手術が必要となる．二線以上の骨折や骨の偏位が大きい場合は手術適応(プレート固定)となることが多い．

● 口腔外科を受診できない場合の対応 (顎間固定の必要性の判断)(図2)

- 口腔外科を受診できない場合，骨片からの制御困難な出血がないようであれば顎間固定は翌日以降でもよい(→ p.41)．
- 顎抑制帯(チンキャップ)や弾性包帯で顎の安静を図り，数日内に口腔外科を受診させる．2週間以上経過すると変形治癒や偽関節化の可能性が高まり，咬合回復が困難となる．
- 骨折部から持続的な出血を認めるようであれば，止血のために骨片を寄せる必要がある．シーネ装着が困難であれば，整形外科手術などで用いる直径0.4 mmのステンレス製軟ワイヤーで骨折線の隣在歯同士を寄せることで応急処置が可能である．

● 入院の判断

- 著しい出血，腫脹を認める場合や，気道閉塞の可能性が疑われる場合は，入院のうえ，経過観察とするべきである．緊急気道確保が必要な事態に陥ったときは，顎間固定のゴムをハサミで切断することで，ただちに気道確保に移行できる．

● 帰宅時の注意

- **食事の指導**…経口流動食やゼリー状食品の指示をする．固形物はしばらく摂取できない．
- 顎間固定を行った場合は内服方法に注意が必要となる．
  ▶ 粉砕で処方するか，歯の隙間があるようならばそれを利用して錠剤のまま内服する．

⑩ 顎関節脱臼

> **POINT**
> - 患者の開閉口運動に合わせて整復する．
> - 顎関節部の構造を理解しておくと整復しやすい（図1）．

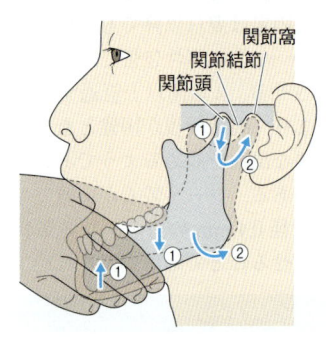

大臼歯部に①，②の順に力を加えることによって，関節頭が関節結節を乗り越え，関節窩に復位する．

図1 顎関節の構造と脱臼整復方法

● 診断

- 発症経緯と習慣性脱臼の有無，脱臼してからの経過時間を把握する．
- 下顎窩（耳前部）に指を当てて開閉口動作を促し，片側性か両側性かを確認する．脱臼側では下顎窩内に関節が触知できない．
- 脱臼してから何時間も経過しているときや疼痛が強いときは，咀嚼筋が収縮して整復困難であることが多い．2～3回の整復操作で復位しない場合は，関節部への局所麻酔や鎮静を検討する．
- 陳旧性脱臼（1週間以上経過した場合など）では，下顎窩に線維性組織が充満し，関節周囲の拘縮も生じているため極めて整復が難しい．いかなる方法でも整復不可能な場合や習慣性脱臼の場合は，全身麻酔下での外科療法が必要となるため口腔外科へ紹介する．

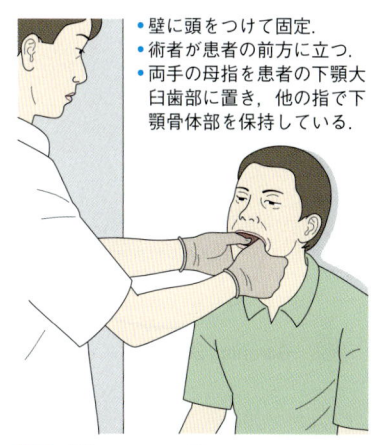

図2 Hippocrates法
- 壁に頭をつけて固定.
- 術者が患者の前方に立つ.
- 両手の母指を患者の下顎大臼歯部に置き,他の指で下顎骨体部を保持している.

● 治療

Hippocrates法(図2)

- 一般的な整復法である.
- 坐位,あるいは仰臥位にて後方に頭部をしっかり固定し,術者が患者の前方に立つ.両手の母指を下顎大臼歯部に置き,残りの4指で下顎骨体部を保持する.
- 患者にいったん開口するよう指示する.その動作に合わせて両母指で下顎を下方に押し込みながら閉口を促し,後方に誘導する.
- なお,厚みのあるバイトブロックやガーゼなどを臼歯部に挿入して押し下げると同時に,手指でオトガイ部を挙上することによって整復できることもある.

Borchers(ボルカース)法(図3)

- 坐位の患者の後方に立ち,患者の頭部を術者の腹部で固定して整復を行う(指の位置などはHippocrates法と同じ).Hippocrates法より容易に整復できることも多い.

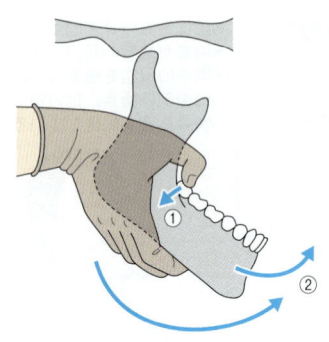

図3 Borchers法

ここを強く後方へ押す
図4 下顎枝圧迫法

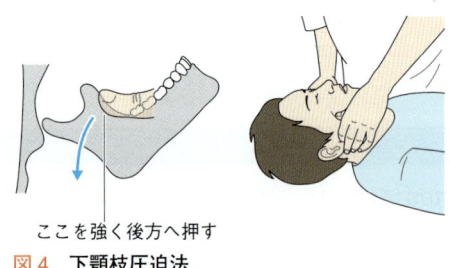

下顎枝圧迫法(図4)

- 患者を仰臥位にして，患者の前方より頬部皮膚の上から両下顎枝前面に触れ，術者の体重をかけながらこれを母指で後方に押し込む．
- Hippocrates法の前にまずこの方法を試すのがよい．

● 静脈麻酔法[1]

- 上記整復操作で復位しない場合は，鎮静を検討する．
① 静脈ルートを確保し，SpO$_2$モニターをつける．バッグバルブマスク(アンビュー®バッグ)などの換気用マスクを念のために必ず準備しておく．
② チオペンタール(ラボナール®)もしくはチアミラール(イソゾール®)なら2 mg/kg静注，プロポフォール(ディプリバン®)なら

0.8 mg/kg 静注する．
　　▶通常これらの麻酔薬は 20 mL のキットになっているが，**いずれの薬剤も「体重 kg÷12」mL を静注**すればよい．例えば体重 60 kg の患者であれば 5 mL 静注する．麻酔効果が不十分であれば，適宜追加する．
③通常数秒～十数秒で意識がなくなる．意識がなくなった直後に整復操作を行うと容易に整復される．
④通常整復後数秒～数十秒以内に意識が回復する．使用する麻酔薬の量が多すぎると自発呼吸が抑制されるが，そのようなときは慌てずに，マスク換気を行って自発呼吸の再開を数分待てばよい．常にモニターで SpO_2 の低下がないかを監視することが肝要である．
⑤整復後は必要に応じて適切な外固定を施し，意識が回復してから 30 分程度の経過観察ののちに帰宅させる．

● **参考文献**

1) 堀進悟(監)，田島康介(著)：救急整形外傷レジデントマニュアル，医学書院，2013

⑪ 抜歯後出血

> **POINT**
> - まずはガーゼで直接圧迫してただちに一時止血を図る．
> - 抜歯後出血では縫合処置が必要となることが多い．
> - 自然出血の場合は局所要因以外に出血性素因も疑う．

● 最初の処置，診断

- 折りたたんだガーゼで出血部位を直接圧迫して一時的止血を図る．通常は咬合による圧迫でよいが，止血困難な場合は手指で圧迫する．
- 圧迫している間に吸引装置，アドレナリン添加の局所麻酔薬を準備する．
- **バイタルサインの測定**
  - ▶血圧は意外に重要な出血要因であり，血圧が高い場合（収縮期血圧が180以上など）は，降圧薬と圧迫のみで止血することがある．疼痛による血圧上昇が疑われる場合は局所麻酔薬や鎮痛薬の使用を検討する．
- **重症度の判定**
  - ▶大量出血では，出血性ショックの評価と静脈路確保を行う．
- **問診**
  - ▶出血の原因となった処置（抜歯など）の内容
  - ▶出血性素因（抗血栓薬の服用や透析，肝機能障害，血小板減少，血友病，白血病など）と過去の止血状況の確認 → 必要により血液検査を行う．

● 引き続き行うべき救急処置

- ガーゼを除去して，止血状態を確認する．
- 10～15分のガーゼ圧迫で止血できない場合（図1），麻酔およびアドレナリンによる止血効果を期待して，8万倍希釈アドレナリン添加2％リドカインを出血部位の周囲に2～4 mL程度局注する．

⓫ 抜歯後出血 ● 71

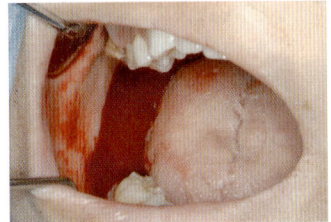

図1 抜歯後出血
15分の初期圧迫では止まらない出血.

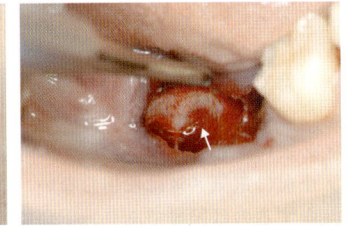

図2 出血点の確認
吸引しながら出血点を探す(↑ 出血点).

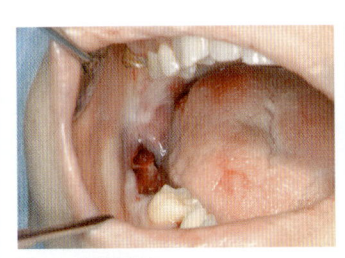

図3 止血処置
3,000〜5,000倍ボスミン®を浸したコメガーゼを抜歯窩に挿入し,さらに数分間圧迫する(写真は,抜歯窩の中にボスミン®コメガーゼを残して圧迫ガーゼを除去した状態.十分な止血が得られている).

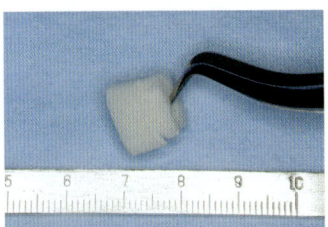

図4 1cm角に切断したスポンゼル®

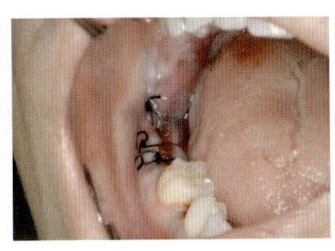

図5 縫合
抜歯窩にスポンゼル®を挿入して縫合する.

- 吸引しながら生理食塩水で洗浄し,出血点を探す(図2).
- 3,000〜5,000倍ボスミン®を浸したコメガーゼを抜歯窩に挿入し,その上からさらにガーゼで数分間圧迫して止血を図る(図3).
- 圧迫ガーゼ,ボスミン®コメガーゼを除去し,止血用ゼラチンス

ポンジ(スポンゼル®,オキシセル®など)を抜歯窩に詰め込む(図4).
- 最低でも抜歯窩の近遠心(前方と後方)の2箇所を縫合する.縫合は強度を重視して3-0絹糸で行う(図5).
- 必要に応じて出血性素因への対応を行う.
- 止血に電気メスは使用しない.抜歯窩からの出血を電気メスで止血するのは困難であり,下顎では抜歯窩の下方に下歯槽神経が走行している.

⑫ 口内炎（アフタおよびウイルス性疾患）

POINT

- アフタ様の口内炎は，そのほとんどが自然治癒する再発性アフタ性口内炎であるが，まれに悪性腫瘍や全身疾患（Behçet病，Crohn病など）の一症状であることがあるため，2週間以上治癒しない場合は専門医を受診するよう説明する．
- ウイルス感染（単純ヘルペスウイルス，水痘・帯状ヘルペスウイルスなど）を疑う場合は，ステロイド軟膏の塗布を避ける．

用語の定義

アフタ：境界明瞭で紅暈（周辺の炎症性発赤）を伴う類円形の有痛性偽膜性潰瘍．再発性アフタ性口内炎以外に Behçet 病や Crohn 病などでもみられる．通常，原因不明のものを指し，ウイルス性のものはアフタに含まないことが多い．

● 診断

再発性アフタ性口内炎（図1）

- 口腔粘膜疾患の中で最も頻度の高い病変である．
- アフタ性口内炎は単発性，あるいは2～3個程度で，口腔粘膜の

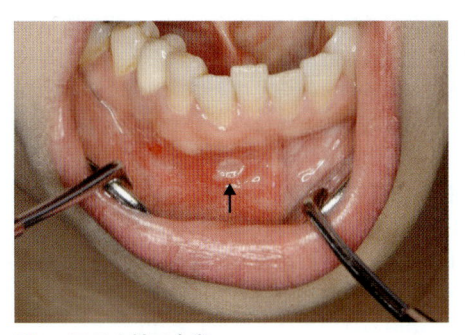

図1 アフタ性口内炎
境界明瞭で紅暈を伴う類円形潰瘍（↑）．

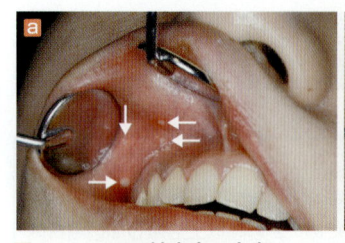

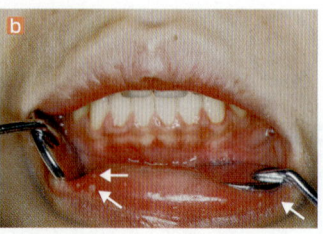

図2 ヘルペス性歯肉口内炎
a：上唇，b：下唇．両側に発赤と小水疱・アフタ形成を認める（↑）．

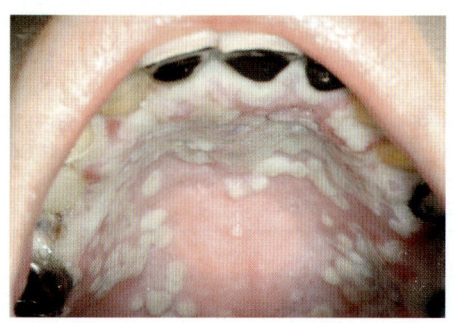

図3 ヘルペス性歯肉口内炎（重症例）
両側の歯肉，口蓋に融合した水疱・潰瘍を認める．

非角化粘膜に生じることが多い．
- アフタ様病変が多発している場合，Behçet病の眼症状，皮膚症状，外陰部症状や，Crohn病の消化器症状などの有無を確認する．
- アフタ様病変の多発・融合に加えて，急激な発熱，頸部リンパ節の腫脹などがみられるときはウイルス性疾患を疑う．

ウイルス性の口腔粘膜疾患

1 ヘルペス性歯肉口内炎（単純ヘルペスウイルス：HSV）（図2, 3）：歯肉，口唇粘膜，舌，口蓋など，両側の広範囲にわたって発赤と多発性の小水疱・小潰瘍を認める．アフタ性口内炎と異なり角化粘膜である歯肉や硬口蓋にも発生しやすい．

2 帯状疱疹（水痘・帯状疱疹ウイルス：VZV）（図4）：片側性が特

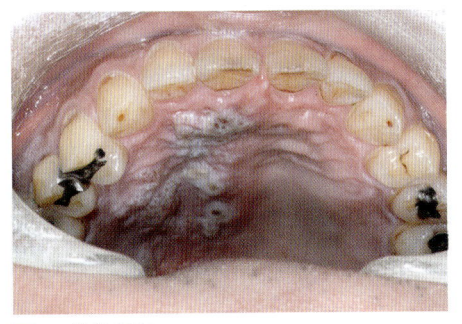

図4 帯状疱疹
片側性の水疱形成を認める.

徴的で,強い神経痛様疼痛を伴うことが多い.

3 ヘルパンギーナ(コクサッキーウイルス):夏に流行し,乳小児に多い.軟口蓋の多数の小水疱・小潰瘍形成.

4 手足口病(エンテロウイルス,コクサッキーウイルス):4歳以下に多く,口腔粘膜,手掌,足底の小さな赤疹と小水疱を特徴とする.通常,頸部リンパ節の腫脹はみられず,軽症例が多いため特に治療は必要としない.

5 麻疹(麻疹ウイルス):Koplik斑(両側頰粘膜の臼歯部に集簇性に出現する紅暈を伴う小白斑)を特徴とする.

● 治療

- 通常のアフタに対しては,ステロイド剤(デキサルチン®,ケナログ®,アフタッチ®など)の局所投与を行う.
- ウイルス感染を疑う場合は,ステロイド軟膏の塗布を避ける.
- ヘルペス・帯状疱疹を強く疑う場合は血液検査(ペア血清*)を行うが,当日は診断を兼ねてバルトレックス®を処方する.
- 摂食困難な場合はゼリー状食品を指示し,含嗽薬を処方する.脱水が疑われる際は補液を考慮する.

*ペア血清:同一患者から採取した急性期血清と回復期血清のこと.抗体価の推移で診断を行う.救急外来では急性期としての初回採血を行い,回復期には専門医が適切な時期で採血を施行すればよい.

処方例

- ヘルペス性歯肉口内炎(単純疱疹)
- バルトレックス®錠(500 mg)　1回1錠　1日2回
- 帯状疱疹
- バルトレックス®錠(500 mg)　1回2錠　1日3回

- アズノール®うがい液4%　10 mL　1回4～6 mgを100 mLの水に溶解して1日数回含嗽する.
- キシロカイン®ビスカス2%　1回10 mLを3分間含嗽　1日3回

⑬ 歯性上顎洞炎

POINT

- 歯性上顎洞炎の原因として，上顎臼歯の根尖性・辺縁性歯周炎，抜歯後感染，デンタルインプラントおよび関連手術（骨移植，人工材料補塡など），洞内への歯根やインプラント，異物の迷入などが挙げられる．上顎洞炎を臨床症状だけで診断することは難しく，上記疾患を主訴に救急受診した場合は上顎洞炎の継発も疑って CT 撮影を考慮する．
- 急性期は鼻性か歯性かを厳密に鑑別する必要はなく，歯科よりも耳鼻咽喉科の診察を優先する．

● 診断

- 頬部の圧痛，鼻閉，鼻汁．
- 発熱は軽微で通常頬部の腫脹は伴わない．
- 上顎小臼歯（4, 5 番），大臼歯（6, 7 番）の症状，抜歯の既往，現在の歯科治療の内容，デンタルインプラント治療の有無を問診．
- 感冒症状，アレルギー性鼻炎に加えて，糖尿病や喘息の有無を確認（難治性，反復性の原因となっていることがある）．
- 通常，歯性では片側性となり，鼻性では両側性・片側性ともに起こりうる．ただし，両側に慢性病変が存在しても，急性症状は片側だけに発症することが多い．
- 慢性病変の急性化の場合，原因歯の症状は明らかでないことが多い．
- パノラマ X 線，CT（冠状断が有効）で歯の根尖部の状態，抜歯窩の状態，上顎洞粘膜の肥厚，洞内への歯根やインプラント，異物迷入の有無，濃の貯留，鼻腔との交通（自然孔の閉塞）などを確認する（図 1a, b）．
- 篩骨洞など他の副鼻腔へ炎症が波及していたり，自然孔が閉塞していたりすることが多いため，鼻性・歯性を問わずまず耳鼻科医に相談する必要がある．歯の問題を解決しても自然孔が閉塞している場合は上顎洞炎が治癒しない（図 1b）．

78 ● 2 口腔外科

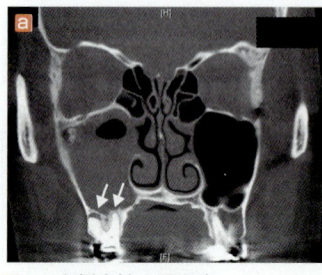

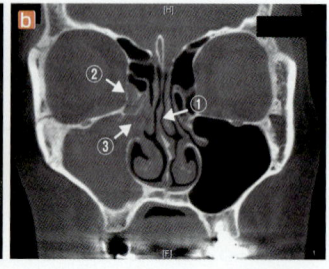

図1　右側歯性上顎洞炎
a：CT冠状断．右上6の根尖性歯周炎が原因（↑）．根尖周囲の透過像や上顎洞内への根の突出がみられる．
b：同症例の自然孔周囲の状態．①鼻中隔彎曲症，②篩骨洞粘膜の肥厚，③自然孔の閉塞．発症は歯科的要因であったが，鼻中隔彎曲症があり，篩骨洞粘膜の肥厚や自然孔の閉塞がみられる．このような場合は原因歯の抜歯とともに耳鼻咽喉科での自然孔の開大手術が必要である．

● 治療

- 急性期は鼻性・歯性ともに，ペニシリン系の経口抗菌薬投与を行う（➡ p.42）．すでにこれらが投与されており，無効であった場合はニューキノロン系に変更する．重度の場合は抗菌薬の静脈投与を考慮する．
- 歯性でも急性期は耳鼻咽喉科での鼻処置が必要である．

⑭ 唾液腺炎, 唾石症

POINT

- 唾液腺炎の原因として, 唾石症の感染や唾液分泌低下による口腔細菌の導管からの上行性感染が考えられる.
- 唾液腺の著明な腫脹や導管からの排膿があれば, 歯性感染症と鑑別できる.

● 唾液腺炎

診断

- **顎下腺炎**や**舌下腺炎**では顎下部や口底の蜂窩織炎症状を示すことがある. Wharton 管開口部の炎症や同部からの排膿は歯性感染症との鑑別に有用である(図1).
- 顎下腺・舌下腺・唾石の診査は, 口腔内と顎下部からの双手診(図2)で行う.
- CT で唾石や膿瘍形成, 腫瘍の二次感染の可能性を精査(図3).
- **耳下腺炎**…腫脹は腺周囲組織におよび, 浮腫性で皮膚の発赤を伴うことが多い. 病変ははじめ漿液性炎症の形をとるが, 次第に化膿性炎症になり膿瘍が形成されるため, Stenon 管開口部からの

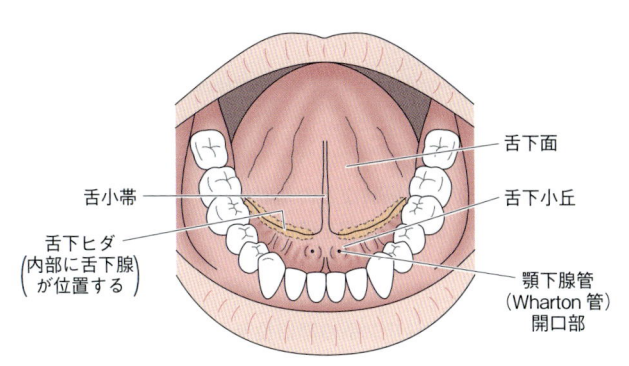

図1 口底の解剖
顎下腺炎では Wharton 管開口部からの排膿を認めることがある.

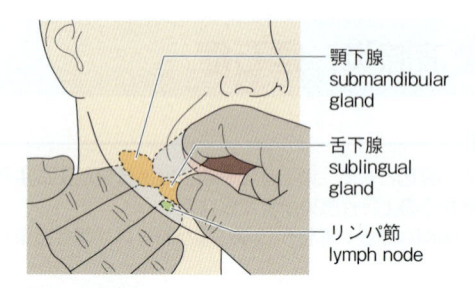

図2 双手診
顎下腺，舌下腺，唾石は，両手で口腔内と顎下部から触診する．

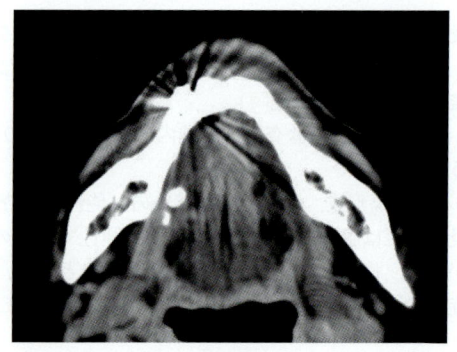

図3 唾石(CT像：軟組織モード)
顎下腺管(Wharton管)の走行と矛盾しない位置に石灰化像がみられる．
骨モードのみでは見落とすことがあるので注意する．

排膿を認めることがある(図4)．
- 問診，血液検査で，糖尿病などの基礎疾患，唾液分泌を抑制する薬の服用の有無，脱水症などを確認する．

治療
- 軽度の場合は，ペニシリン系の経口投与が第1選択となるが，重度(著明な腫脹や蜂窩織炎)の場合は注射用抗菌薬を用いる(→p.42)．

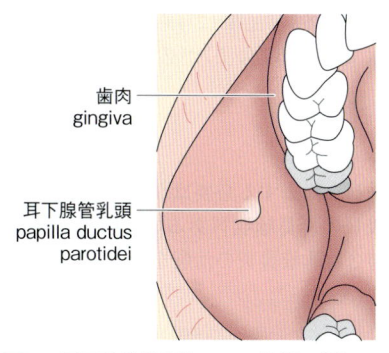

図4　耳下腺管乳頭(Stenon 管開口部)

- 脱水などで唾液分泌が減少している場合が多く，輸液などにより水分を補給する．
- 膿瘍を形成した場合には，切開排膿を行う．
- 唾液腺炎では耳鼻咽喉科への対診を優先する．歯性感染症との鑑別が困難な場合は口腔外科にも依頼する．

● 唾石症

診断

- 唾石症は唾液腺疾患で最も頻度の高い疾患の1つであり，その80～90％は顎下腺に，10～20％が耳下腺に生じる．導管が発達していない舌下腺に発生することはごく稀である．
- 感染がない場合は熱感や発赤は認めない．食事の際の唾液分泌刺激によって生じる間欠的で急激な顎下部の腫脹と疼痛(唾疝痛)が特徴的である．
- 細菌感染をきたしやすく，急性化すると唾液腺炎の症状がみられる．
- 双手診(図2)で唾石の存在と位置を確認し，Wharton 管開口部からの唾液流出を確認する．
- 唾石症の可能性が高い場合はCTを撮影する．唾石の石灰化が十分でないと骨モードでは描出されないため，軟組織モードで確認したほうがよい(図3)．
- なお，口底の微細な唾石は，CT のスライス幅より小さいため特

定できないことが多い．CT に写らなくとも唾石が疑われる場合は，歯科用 X 線写真(咬合法)が必要となるため，口腔外科に依頼する．

治療
- 救急外来で唾石を除去する必要はない．感染がない場合は鎮痛薬を処方し，後日の耳鼻咽喉科あるいは口腔外科受診を指示する．感染を伴う場合は唾液腺炎の治療を行う．

⑮ 蜂窩織炎，骨髄炎，深頸部膿瘍

POINT

- 顎口腔領域の蜂窩織炎（蜂巣炎）は，歯性感染症（根尖性歯周炎，歯周炎，智歯周囲炎など）や唾液腺炎が顎骨周囲の疎な組織隙に進展した状態である．
- さらに重症化すると，生命を脅かす深頸部膿瘍やガス壊疽，壊死性筋膜炎に移行することがある．

● 診断

- 舌下部，顎下部，オトガイ下部，頬部などに熱感と自発痛を伴うびまん性の発赤，腫脹が生じる（図1）．全身症状として，発熱，倦怠感，食事摂取困難からの脱水症状などがみられる．
- 外観の腫脹が軽度でも，嚥下障害や口底の挙上，開口障害，呼吸困難を認める場合は深部の隙に炎症が波及している可能性が高く，CTで確認する必要がある．同時に気道確保を検討する．
- **CT**…気道の状態（閉塞の有無）と組織隙への炎症進展，膿瘍形成の有無を確認（図2）．

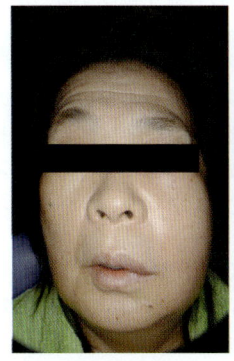

図1 頬部蜂窩織炎
上顎大臼歯の感染が波及し，頬部に浮腫性の腫脹を認める．

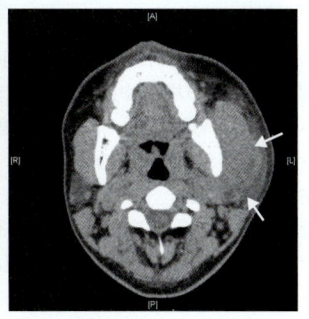

図2 頬部蜂窩織炎 CT 像
咀嚼筋隙と耳下腺隙に炎症が波及しているが，明らかな膿瘍形成は認めない（↑）．

- ▶頰隙，顎下隙，舌下隙，咀嚼筋隙（翼突下顎隙），耳下腺隙，傍咽頭隙，頸動脈隙など．
- 血液検査
- 基礎疾患（糖尿病，肝硬変，ステロイド内服など）や栄養状態の確認．

● 原因疾患の同定

- 多くは歯性感染症からの進展であるが，唾液腺炎から波及することもある．
- 歯の診査に不慣れな場合は唾液腺から診査してもよい（➡ p.79）．
- 明らかな唾液腺（耳下腺，顎下腺，舌下腺）の腫脹がなければ歯性感染症を疑うが，救急外来では必ずしも原因疾患まで同定できなくてもよい．
- パノラマX線写真，問診，口腔内の腫脹・発赤，患側の歯の打診などから原因歯を推測する（➡ p.45）．
- 慢性の顎骨骨髄炎が急性化して蜂窩織炎に移行することもある．
- **顎骨骨髄炎**…下顎骨に多く発現する．原因歯はすでに抜歯されていることも多いので注意を要する．放射線性骨髄炎，薬剤関連顎骨壊死（MRONJ）の可能性があるため，顎骨への照射の既往やビスホスホネート製剤，デノスマブの投与歴を確認する．

● 治療

- ペニシリン系の注射用抗菌薬が第1選択となるが，これらの効果が認められない場合や急性の骨髄炎では，β-ラクタマーゼ産生菌への対応を考慮する．深頸部膿瘍などの重症例ではクリンダマイシン（ダラシン®）を追加するか，初めからカルバペネム系を適用する（➡ p.42）．
- 顎骨は抗菌薬移行濃度が低く，嫌気性菌が起炎菌であることも多いため，嫌気環境の改善のためにも適切な時期に切開排膿処置を行う必要がある．
- 膿瘍形成が明らかな場合は切開排膿を行うが，判断に迷うときは試験穿刺する（➡ p.49）．びまん性の腫脹（いわゆる真の蜂窩織炎）の場合は，抗菌薬による膿瘍形成を待つが，そのまま外科的

処置を行わずに治癒することも多い．
- 頰隙，顎下隙，舌下隙など，口腔内や頰部・頸部から膿瘍腔を触知できる場合は，局所麻酔下で切開可能なことが多い．
- **深頸部膿瘍**…咀嚼筋隙(翼突下顎隙)，耳下腺隙，傍咽頭隙，頸動脈隙など深部の複数の隙に膿瘍を形成している場合は，速やかに全身麻酔下での切開排膿を行う．特に翼突下顎隙，傍咽頭隙，頸動脈隙は体軸方向につながっているため，他の隙や縦隔方向へ炎症が波及しやすい．
- 深頸部膿瘍では気道の確保(必要に応じて気管内挿管，または気管切開)を検討する．
- 原因歯については消炎後に抜歯，または保存的治療を行う．唾石が原因の場合は摘出を検討する．

16 壊死性軟部組織感染症（ガス壊疽，壊死性筋膜炎）

POINT

- 壊死性軟部組織感染症は通常の蜂窩織炎と異なる致死的感染症であり，外科的処置なしに救命することは困難である．緊急入院下・全身麻酔下に早期の切開排膿処置を行う．

用語の定義

壊死性軟部組織感染症：軟部組織壊死を引き起こす軟部組織内感染症の総称で，ガス産生の有無で大きくガス壊疽と壊死性筋膜炎に分類される（表1）．過去にさまざまな名称や分類が用いられてきたが，クロストリジウム性ガス壊疽を除き，治療選択においてあまり細かく分類する必要はない．なお，顎口腔領域では，そのほとんどが歯性感染症に続発する非クロストリジウム性ガス壊疽（ガス産生ありの場合），あるいは通常の壊死性筋膜炎（ガス産生なしの場合）で，嫌気性菌を含む混合感染であることが多い．

表1 壊死性軟部組織感染症の分類

壊死性軟部組織感染症	ガス壊疽	クロストリジウム性ガス壊疽	
		非クロストリジウム性ガス壊疽	
	壊死性筋膜炎	通常の壊死性筋膜炎	
		特殊な壊死性筋膜炎	劇症型溶連菌感染症
			ビブリオ感染

顎口腔領域では非クロストリジウム性ガス壊疽，あるいは通常の壊死性筋膜炎が多い．

● 診断

- common disease である蜂窩織炎と比べて発生頻度はきわめて低いが，いったん発生すると致死的で初期症状から数日で敗血症性ショックに至る．
- 初期では蜂窩織炎との鑑別が困難な場合があるが，壊死性軟部組

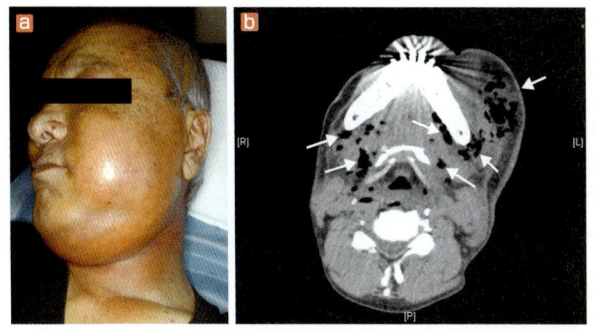

図1 歯性感染症による頰部〜頸部非クロストリジウム性ガス壊疽

a：顔貌所見．左側側頭部から鎖骨上にかけて皮膚の著明な発赤，腫脹を認める．
b：CT像．左側の頰隙，顎下隙だけなく，右側の顎下隙にもガス産生像を認める（↑）．

織感染症では急速に進展する皮膚の紫斑や広範囲にわたる波動の出現，強い全身症状などの所見がみられる（図1a）．
- CTにて炎症の波及している組織隙とガス産生の有無，気道の状態を確認する（図1b）．
- 基礎疾患（糖尿病，肝硬変，ステロイド内服など）や栄養状態の確認．
- 血液培養2セット．
  ▶敗血症のことも多い．
- 動脈血液ガス検査，胸部X線（あるいは胸部CT）．
  ▶下行性壊死性縦隔炎の可能性を考慮．
- **血液検査**…通常の重症蜂窩織炎との鑑別にはCRP，WBC，Hb，Na，Cr，Gluが重要で（表2），特にCRPの著しい上昇（15 mg/dL以上）が特徴的である．

● 治療

- 気道の確保（必要に応じて気管内挿管，または気管切開）．
- 耳鼻咽喉科，胸部外科，口腔外科，麻酔科などに連絡し，緊急入院下，全身麻酔下に早期の切開排膿処置，十分な壊死組織の除去（デブリドマン），開放ドレナージを行う（図2）．

表2 壊死性筋膜炎と重症蜂窩織炎の鑑別（LRINEC score）

項目	検査値	スコア	項目	検査値	スコア
CRP (mg/dL)	< 15	0	Na (mEq/L)	≧ 135	0
	≧ 15	4		< 135	2
WBC (/μL)	< 15,000	0	Cre (mg/dL)	≦ 1.59	0
	15,000〜25,000	1		> 1.59	2
	> 25,000	2	Glu (mg/dL)	≦ 180	0
Hb (g/dL)	> 13.5	0		> 180	1
	11.0〜13.5	1			
	< 11.0	2			

6項目をスコア化し，壊死性筋膜炎のリスクを評価する．
(8以上：高リスク，6-7：中リスク，5以下：低リスク)
〔Wong CH, Khin LW, Heng KS, et al：The LRINEC（Laboratory Risk Indicator for Necrotizing Fasciitis）score：a tool for distinguishing necrotizing fasciitis from other soft tissue infections. Crit Care Med 32：1535-1541, 2004 より引用改変〕

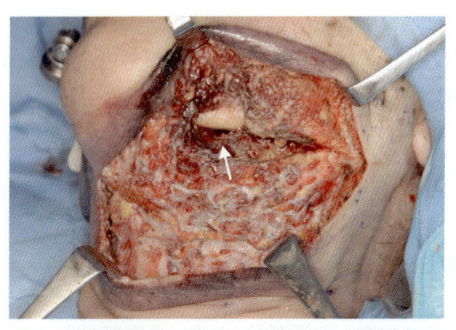

図2 歯性感染症に続発した頸部ガス壊疽の緊急切開排膿手術
原因歯につながる顎下隙（↑）を含め，膿瘍形成を認める隙を開放し，壊死した広頸筋を除去して十分に洗浄する．

- ▶壊死組織の存在が壊死性軟部組織感染症の診断として最も重要な所見となる．
- Empiric therapy として，カルバペネム系とクリンダマイシンを併用する（➡ p.42）．
- ヒト免疫グロブリン製剤の検討．
  - ▶免疫グロブリン製剤5 g（100 mL）/日を3日間連続で点滴静注．

● 重症度の判定

- **下行性壊死性縦隔炎**…舌骨より尾側に炎症が拡大すると，縦隔まで波及する可能性が高く，その致死率は40％と言われている．
  ▶呼吸器外科に依頼して縦隔ドレナージを行う．

第3章
整形外科

① 診察の仕方 92
② 麻酔の仕方 97
③ 爪の処置 99
④ 異物の対処法 101
⑤ 突然,手関節や手指が伸展できなくなった
　　（橈骨神経麻痺） 106
⑥ 急性関節痛 107
⑦ コンパートメント症候群 113
⑧ 腱損傷 116
⑨ 脱臼の対処法 119
⑩ 捻挫,靱帯損傷 124
⑪ 見逃しやすい骨折集 127
⑫ 小児編 132

① 診察の仕方

> **POINT**
> - 救急外来や当直中において，非整形外科医が最も頭を悩ませるときは，四肢のX線写真をみても骨折があるのかないのかはっきりと判断できないときではなかろうか．しかし，診察と対応の仕方を知っていれば，もう心配はなくなるので，以下の内容を覚えておきたい．

● 骨折や捻挫，打撲の診察の仕方

健側も撮影する

- X線写真は成人であっても健側も含めて撮影することが推奨される．普段から骨のX線写真を見慣れていないと，骨折が存在するのか否か判断に困ることがある．また血管孔(図1)や，小児の骨端線(図2)を骨折と見間違いやすい．
- このため少なくとも小児では**必ず健側を含めた両側のX線写真を撮影する**．またX線を撮影するときは，**必ず2方向撮影(2R)**を行う．1枚のみの撮影では，骨折がその撮影方向にずれている場合は骨折を見逃すことになる．

骨折ならば，そこを押してみると痛がる

- 四肢のX線写真を見る機会が多くなると，痛がっていないのに骨折に見える写真に遭遇することもある．**新規骨折であれば必ずX線写真で骨折が疑われる部位に疼痛が存在する**ので，そこを押してみて痛がるのならば骨折があると考えてよい．
- また新規骨折は骨が割れて生じるために辺縁が尖っている．すなわち，辺縁が丸みを帯びていたり，骨折面と思われる部位に骨硬化(皮質骨が存在する)がみられたりする場合は，新規骨折は否定される(図3)．

骨折があってもなくても，強く痛ければシーネ固定を

- 例えば，足関節捻挫でも疼痛が強ければシーネ固定の適応となる．患者が疼痛を訴える部位がはっきりしているものの，転位のある

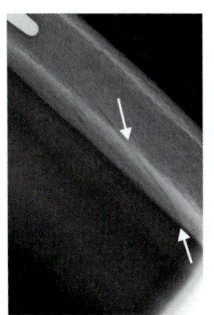

図1　血管孔 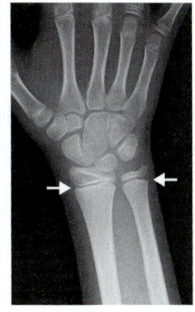　　図2　小児骨端線 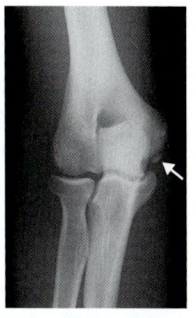　　図3　陳旧性骨折

明らかな骨折が存在しないとき(＝治療者がX線写真上を見て，骨折があるかないかはっきりわからないとき)は，臨床的にはまったく緊急性がない．
- このような場合，骨折があろうがなかろうが処置内容は変わらない．すなわち患者が強く痛がっている以上，"assume the worst"で患部の安静のためにシーネを当てるべきである．関節近傍の疼痛では骨折なのか捻挫なのか判断に迷うこともあるが，いずれにせよシーネ固定を行えば十分であり，翌日以降，整形外科を受診させることで，患者に起こりうるデメリットは回避できる．

● 創傷の診察の仕方

受傷機転を確認する

- 処置を開始する前に，患者の受傷機転について正確な問診が必要である．割れたガラスによる損傷などではガラス片などの異物残留の可能性がある．鋭利な刃物による受傷では，家庭用のカッターによる受傷と，肉の調理用ナイフによる受傷では感染のリスクが大きく異なる．路上での転倒による挫創でも，直接アスファルトによって皮膚が破綻した創では土壌汚染があり，着衣の破れはなかったが着衣の中で皮膚が破綻して受傷した創では土壌汚染はないと考えられる．

画像検査を必要に応じて行う
- 症例に応じて単純X線写真を撮影するか否かを判断する必要がある. 問診から, ガラス片や金属片の残留の可能性がゼロではないと考えられるときは単純X線写真の撮影を行う. 異物が残留したまま創を閉鎖すると, 感染が高い確率で発生する. 金属以外の異物はX線写真ではっきりしなくても, CTで異物を同定できることが多い. また, 強い外力により受傷し, 骨折の可能性を否定できなければ, 単純X線写真を撮影しておくほうが無難である. 特に指の挫滅創では指の運動に問題がなくとも骨折を伴うことがあるので, X線の施行を考慮する.

洗浄をしっかり行う
- いかなる創傷も汚染されているため, 消毒液の塗布だけして創を閉鎖してはならない. 必ず洗浄を行う. 100 mLの生食で洗浄するより, 1 Lの水道水で洗浄したほうがはるかに洗浄効果は高い. 洗浄効果は洗浄に使用した液体の組成ではなく, 物理的な量に依存する. 抗菌薬入りや消毒液入りの洗浄水は無意味である. 洗浄では流水を創面にかけながら綿球や綿棒を用いて創内をしっかり擦る.

デブリドマンも必要に応じて行う
- 高度汚染創に対しては, クーパーなどで汚染組織を除去することが感染予防として肝要である. 少なくとも肉眼で確認できる異物や土壌などは確実に除去しなければならない. ただし盲目的な操作は神経や血管を損傷するので禁忌である.
- 創の感染は受傷後6～8時間で成立するといわれており(Golden hour/golden period), その前に創を洗浄できれば閉創して構わない.
- 剃毛は表皮のmicro injuryの原因となるため感染のリスクファクターである. 剃毛する場合は必要最小限にとどめる.

縫合するか否かを判断する
1 開放創とする場合
- 咬創や高度に土壌で汚染された創に対しては, 感染のリスクが高

いために，徹底的に洗浄・デブリドマンを施行したのちに開放創のままとする．ただし，創が大きい場合はドレナージを妨げない程度にラフに1～2針程度縫合を行ってもかまわない（数日間の経過観察の後に感染徴候がなければ，その時点で創閉鎖を検討する）．
- また，皮膚の挫滅や欠損により閉創困難な場合は，無理をして皮膚を縫合して閉創せず，十分な止血処置ののち wet dressing として開放創のままとする．時間はかかるが wet dressing としておけば創傷治癒を期待できる．
- 創傷治癒の観点からは wet dressing が推奨されるが，安易な wet dressing は止血の妨げになる．救急外来の時点から wet dressing に介入するのではなく，初療では確実な止血が大切であり，翌日外来受診し止血を確認できてから wet dressing を開始するのでよい．

2 縫合する場合
- 開放創としない場合は，縫合する（➡ p.4）．

創傷処置後のケア
1 抗菌薬の処方
- 点滴による経静脈投与が原則である．ペニシリン系か，第1,2世代セフェム系抗菌薬が第1選択となる．創汚染が強いときはアミノグリコシド系抗菌薬を併用する．
- しかしながら，抗菌薬投与よりもきちんと創洗浄を行うことがはるかに重要である．なお経口抗菌薬の術後感染予防としての有効性は実証されていない．
- 必ず静注で投与する．

2 破傷風トキソイド
- 破傷風菌は土壌の中に存在する．そのため土や砂による汚染創の場合は破傷風菌による汚染を考慮し破傷風トキソイド（0.5 mL）の筋注を行う．最終接種から5年以上経過した患者が対象であり，成人はほぼ全例が対象となる．小児に関しては両親などに接種歴を聴取する．通常6歳前後に予防接種がなされている．
- 著しい土砂汚染がみられる場合は，破傷風トキソイドに加え，破傷風ヒト免疫グロブリン（250 IU）筋注による受動免疫療法を考慮

する.
- 救急外来では破傷風トキソイドが過剰に投与される傾向があるが,汚染のない挫創には投与する必要はない.

3 創処置後の予定
- 基本は,診察した医師が専門科でなければ翌日(もしくは翌営業日),専門科受診をすすめる.居住地が遠方などの理由で転医する場合は,患者が自己判断でしばらく医療機関を受診しない間に感染した,などといったトラブル防止のために,必ず診療情報提供書を作成し,処置や投薬内容,外来受診予定日などについて記載する.
- 通常7日程度で抜糸する体幹部や頭部と異なり,四肢は通常10〜14日で抜糸となる.

② 麻酔の仕方

> **POINT**
> - 麻酔歴を聴取し,副作用の既往があれば静脈路確保をしておく.
> - 局所麻酔は1%リドカイン(キシロカイン®)が一般的だが,創が大きく大量の局所麻酔を使用する場合は0.5%リドカインを使用する.止血を目的にアドレナリン入り局所麻酔薬を用いてもよいが,指では指動脈の循環不全を引き起こし指が壊死するため禁忌.
> - 局所麻酔薬の注入は,創周囲からではなく,洗浄後に創内から行うのがよい.その際,皮膚が膨隆するように皮下組織に麻酔薬を注入すれば,少量の麻酔薬で確実な効果が得られる(図1).
> - 創があまりにも大きい場合は,伝達麻酔,腰椎麻酔,全身麻酔を考慮する.

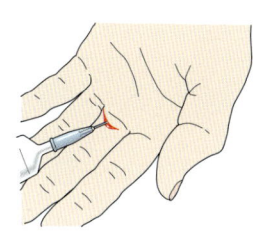

図1 創傷の局所麻酔

● 指神経の伝達麻酔(Oberstブロック)

- 救急外来での創処置を要する外傷は,圧倒的に指が多い.Oberstブロックは,少量の麻酔薬で確実な麻酔効果が得られ,1時間以上の創処置(創処理)も行うことができる.指の橈側,尺側にある,それぞれ掌側と背側の指神経に対して浸潤麻酔を行って,指1本を選択的に麻酔する方法である.
- 通常1%リドカイン(キシロカイン®:指の処置ではアドレナリン含有の麻酔薬は禁忌)を2~3mLずつ橈側と尺側に局所注射する.通常は背側から26Gもしくは27G針で刺入し,背側から掌側へ麻酔を浸潤させていくが,掌側からの刺入でもよい.掌側刺入の

場合はMP皮線上から刺入すると疼痛が少ない.
- なお,大量の麻酔薬の浸潤では末梢の循環不全をまねくので控えるべきである.麻酔薬を注入する際に,助手に刺入部近位側を圧迫させると,麻酔薬が刺入部より遠位側へ流れるため少量の麻酔薬で効率よく麻酔効果を得ることができる.

③ 爪の処置

● 爪下血腫の対処法

- 手指や足指(趾)を挟んだり強打したりしたときに爪下血腫がみられることがある.
- 血腫により爪の組織圧が高まり,持続的な疼痛を発する.疼痛を和らげるために爪下血腫を除去するとよい.
- 18 Gの注射針を爪下血腫の中心部にあて,注射針を回しながら爪に刺していけば簡単に爪に孔が開く.この状態で爪を軽く押せば血腫が孔から出て減圧され,疼痛は大きく軽減する(図1).

● 爪が剥がれた

- 脱臼*した爪根を整復すると生着することもあり,また,生着せずに下から新たな爪が生えてきて脱落することもある.ただし脱落する場合であっても,新しい爪が生えるまでの指尖部のbiological dressingになるために,汚染がなければ,爪根の整復が可能なら整復を行う(Schiller法を用いる.Schiller法が行えない場合は,可及的に爪根を指でつまんで整復しておくだけでもよい).

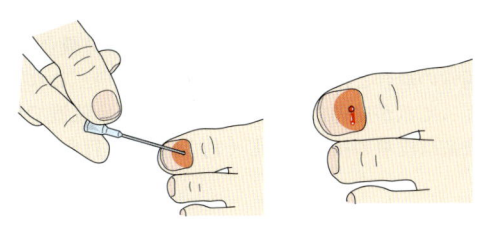

図1 爪下血腫の除去
骨折を伴うこともあり,単純X線撮影は必須である.18 G針で爪に孔を開けると,減圧により疼痛が軽減する.

*脱臼:爪の脱転のことを慣用的に「脱臼」と呼ぶ.

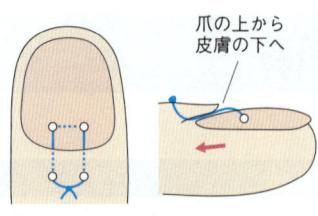

図2 Schiller法

- 抜爪のうえwet dressingとしてもよいが，上皮化の終了までには日数を要し，創処置のために治療を受ける期間が長くなるという患者側のデメリットがある．ただし爪根の汚染が強いときは感染の原因となり得るため，整復せずに抜爪しwet dressingとすることが望ましい．
- 末節骨の骨折を伴う場合はすなわち開放骨折であるので念入りな洗浄を要する（水道水で構わない！）．翌営業日に整形外科あるいは形成外科受診とする．

処置の方法

- 通常の縫合セットに加え，23G注射針を用意する．爪の脱臼は通常Schiller法（図2）で処置を行うが，意外に間違った方法が普及している．
- まず23Gかそれより太い注射針を用いて，針を指で回しながら徒手的に爪の近位に孔を2つ開ける（前の項の爪下血腫除去の図1の要領で）．この孔にも縫合糸を通すことになる．5-0かそれより太い縫合糸を用いて，図のように爪と皮膚に縫合糸をかける．運針が通常の縫合とは異なるので留意されたい．これを締結することによって爪が皮膚の下へ引っ張られ正しい位置で整復固定できる．抜糸は皮膚の抜糸と同じく約14日目に行う．

④ 異物の対処法

POINT
- 表面から見える異物は摘出を試みる．表層から見えないものは，画像で異物の場所の特定を行う．
- 釣り針には「返し」があるので，引っ張っても抜けない．
- 手を怪我したら，指の血流障害の回避のために早期に指輪を取り外す．

● 異物が刺さって抜けない

- 異物が皮下に入ってしまっても，表層から透けて見えるものは，小切開を用いて摘出すればよい．一方，奥深くに入ってしまって表層から見えない異物は，あるいは受傷機転からガラス片や金属片の残留の可能性がゼロではないと考えられるときは，まず単純X線写真の撮影を行う．金属以外の異物はX線ではっきりしないことも多く，その場合はCTやエコーで異物を同定できることが多い．

一般的な処置の方法（図1）
① 異物が存在する部位に局所麻酔を施す．指の場合はOberstブロック（➡ p.97）でよい．
② メスで小切開を加える．切開が小さすぎると，鑷子を挿入したときに逆に異物を奥に押し込んでしまい，摘出困難に陥るため，多少切開創が大きくなっても適切な大きさの切開を行うことが肝要である．
③ 異物が創内で砕けないよう留意して，愛護的に異物を把持し，摘出する．
④ 摘出後は，挫創に準じて，念入りに洗浄後縫合する．

筋層深くに迷入した異物の処置方法
- 異物が皮下ではなく筋層レベルまで達している場合，かつ表層から異物の部位が同定できない場合は，画像検査を行って異物の部

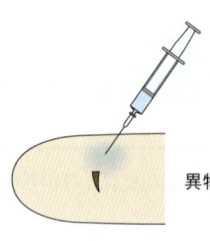

異物が存在する部位に局所麻酔

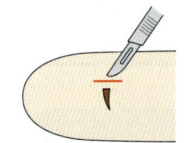

メスで小切開を加える

注 切開が小さすぎると，鑷子などで異物を逆に奥に押し込んでしまうため，多少キズが大きくなっても適切な大きさの切開を行う

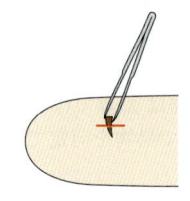

異物が創内で砕けないよう留意して愛護的に異物を把持し摘出を．

摘出後は，挫創に準じて念入りに洗浄後縫合する．

図1 異物除去の一般的な処置方法

位の所在に当たりをつける必要がある．余りにも摘出困難と思われる場合は手術室で対応することが望ましいが，多くの異物は緊急で摘出する必要はなく，翌日整形外科を受診させればよい．

①異物があると思われる部位の周囲に，ペーパークリップなどマーカーになり得るものを適度な間隔を空け，テープで皮膚に複数貼り付ける．
②次に単純X線写真を撮影し（2方向撮影を行うとよい），マーカーと異物の位置関係から，異物が存在する部位を決定する．
③以後は一般的な処置方法と同様である．

❹ 異物の対処法 ● 103

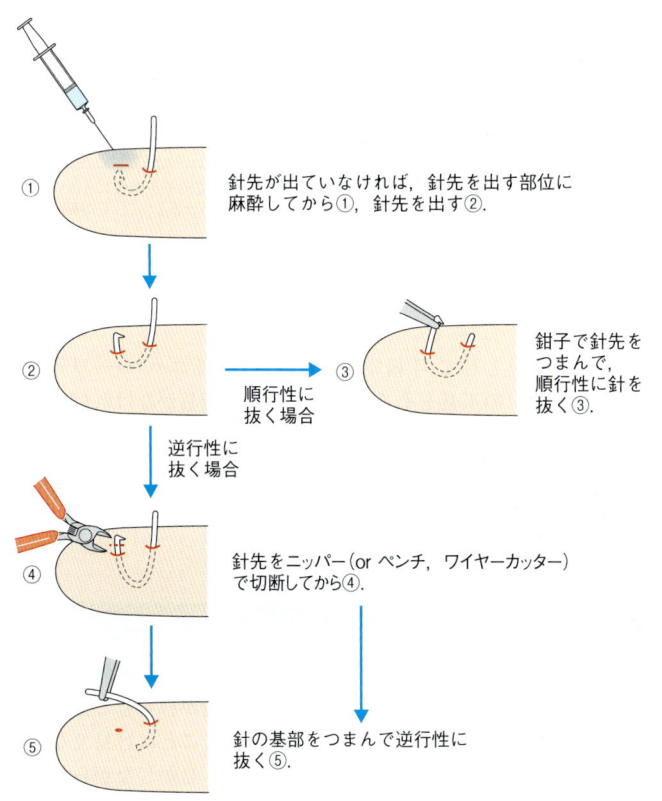

① 針先が出ていなければ，針先を出す部位に麻酔してから①，針先を出す②．

② 順行性に抜く場合 → ③ 鉗子で針先をつまんで，順行性に針を抜く③．

逆行性に抜く場合

④ 針先をニッパー(or ペンチ，ワイヤーカッター)で切断してから④．

⑤ 針の基部をつまんで逆行性に抜く⑤．

図2　刺さった釣り針の摘出

● 釣り針が刺さって抜けない(図2)

- 金属製の針が刺さったまま救急外来を受診する患者を診る機会は稀ではない．特に「返し」の付いた針の摘出には困ることがある．返しが付いた針は，順行性に進めて摘出する方法と，返しの部分を切断してから逆行性に摘出する方法とがある．摘出後は，通常の創傷処置と同じ対応を行う．

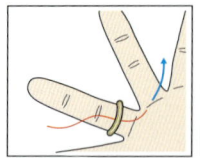

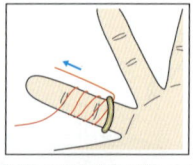

| 糸を通す. | 遠位側に糸を巻き付けて指を細くする. | 近位の糸を遠位に引いて滑らせるようにして指輪を抜く. |

図3　糸を用いた指輪の取り方

処置の方法
- 準備する道具として,手術室に通常置いてあるニッパー,ワイヤーカッターなどの工具をそろえる.これらの道具がなければ,家庭用の工具であるペンチなどを用いてもよい.
- まず患部に局所麻酔を施す.指であればOberstブロック(→p.97)とする.十分に麻酔が効いてから以下の処置を行う.

①順行性に進める場合
②逆行性に進める場合

● 指輪が取れない

- 指輪をしている指だけでなく,隣接指や手,手関節の外傷ではあとから指が腫脹してくる.指輪をしている指がむくむと指の血流障害をきたす.いざとなってから指輪を外すことは容易でないため,あらかじめ指輪を外すことが望まれる.しかしながら長年指輪を外さないうちに指が太くなってしまった場合や,外傷で指が急激に腫脹してすでに外せなくなってしまった場合は,以下のような工夫を用いて取り外す.どうしようもない場合は,最終手段としてリングカッターを用い,指輪を切断すればよい.

石けんやオイルを用いる方法
- 指輪の周りに液体石けんやオイルを用いて,指輪の滑りをよくすると,指輪が抜きやすくなる.

糸を用いる方法(図3)
- 上記方法でうまくいかない場合は,凧糸や絹糸を用いる.

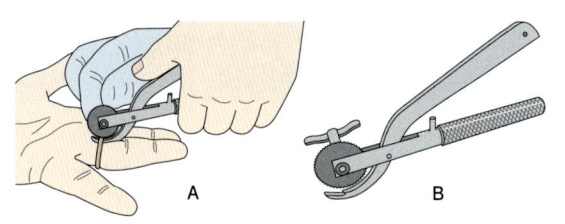

図4 リングカッターを用いた指輪の切断

(1)指輪の下に糸を通す．
(2)遠位の糸を，指の周りに密に巻き付け，指の外周を細くする．
(3)密に巻き付けた糸の上に，指輪を滑らせる．もしくは近位の糸を遠位に引っ張ると，指輪が遠位に移動する．
(4)十分に指輪を移動させることができなかったら，上記操作を繰り返す．

リングカッターを用いる方法(図4)

- 上記の方法で指輪が抜けなければ，指輪を切断する判断をする．手動式の円盤状の専用カッターを用いる．

(1)カッターの顎の部分を指輪の下に通す．
(2)グリップを握りカッターを指輪に押し付ける．
(3)ハンドレバーを回すことで円盤状カッターを手動回転させ，徐々に指輪を切断する．
(4)ペンチなどで指輪の両断端を把持し，指輪を広げ，指を救出する．

5 突然，手関節や手指が伸展できなくなった（橈骨神経麻痺）

- 本症は脳梗塞が疑われて内科系を受診することも多い疾患である．
- 飲酒後に上腕を体の下敷きにした状態で深く眠り，寝返りをしないために同じ体位で上腕部の橈骨神経を長時間圧迫していると発生する（図1）．
- 手関節や手指の伸展障害や，前腕～手の背側のしびれを訴える．
- 男性が女性に腕枕を我慢し続けることでも発生する（土曜の夜に多い）ので，saturday night palsy ともよばれる．時間は要するが自然軽快するので，経過観察が原則であり，救急外来では特に処置は必要としない（手関節を背屈位でシーネ固定することもある）．

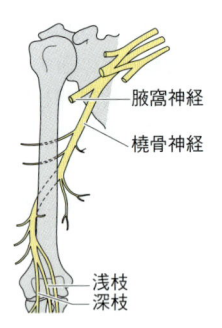

図1 **橈骨神経の走行**
腕枕などで橈骨神経が上腕骨を回り込む部位で圧迫を受けやすく，それにより橈骨神経麻痺が発症する．

6 急性関節痛

POINT

- 突然発症する関節痛は，膝関節，肩関節，手関節に多く，急性の関節痛では以下の4つを鑑別に挙げなくてはならない．このうち，化膿性関節炎だけは緊急で関節切開を行わなくてはならない（＝緊急手術）．
- 痛風は足趾 MTP 関節に多いが，膝関節など他の関節にも起こりうる．偽痛風は膝と手関節に多い．石灰沈着性腱板炎は肩関節に多いが，他の関節でも生じうる．
- 外傷による膝関節の腫脹では，関節液が血性であれば膝関節内の骨折や靱帯損傷が存在すると考えられる．
- また，関節液が膿であれば化膿性膝関節炎の診断のもと，整形外科的に緊急で関節のデブリドマンを行う必要が生じるため，緊急性のある疾患か否かを判断するためにも関節穿刺は有用である．関節液が膿でなければ，変形性関節症に伴う関節水腫や，何らかの緊急性の少ない炎症性疾患と判断できる．

● 突然発症する関節痛

痛風

- 尿酸の排出阻害や生成異常に伴い高尿酸血症となり，関節に尿酸結晶が析出して発症する．飲酒家に多い．
- 疼痛部位としては母趾基節部が最も多いが，他の足趾であったり足背であったり，上肢を含め，他のどの関節にも起こりうる．
- 蜂窩織炎と混同されることが多い．
- 問診で飲酒歴を尋ねる．骨病変がないことを確認するために疼痛部位の X 線撮影を行い，採血で尿酸値(UA)，白血球数，CRP を確認したい．尿酸値が急激に変動するときにも尿酸結晶が析出するため，UA 正常値であっても痛風を完全に否定することはできない．
- 関節穿刺が可能であれば関節液を採取し，検鏡により尿酸結晶が証明できれば確定診断できるが，救急外来では必須ではない．
- 治療としては疼痛発作にはコルヒチンを使用することもあり，痛

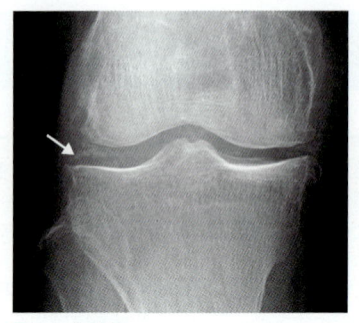

図1 偽痛風

風の根本治療としては尿酸生成阻害薬や排泄促進薬を用いるが，救急外来では NSAIDs を処方するだけで十分である．後日，内科もしくは整形外科を受診させる．

偽痛風

- 痛風に症状が似るために「偽」痛風とよばれる．痛風よりも偽痛風のほうが遭遇する頻度は多い．ピロリン酸カルシウム結晶による炎症であり，膝関節や手関節に著明な発赤，腫脹，疼痛を認めるが，他の関節でもみられる．
- 高齢者，頭部外傷後の患者，認知症を有する患者，脳外科入院中の患者に多い．
- 採血では CRP 高値だが，白血球数は軽度上昇程度である．
- X 線検査では，関節内に結晶を認めることがある（図1）．
- 関節穿刺では黄濁した関節液が引けるので膿と混同して化膿性関節炎と診断されてしまうことがある．検鏡でピロリン酸カルシウム結晶が証明できれば本症と診断できるが，救急外来では必須ではない．
- 治療としてはステロイドの関節内注射やステロイドの内服が効果的であるが，化膿性関節炎を否定する自信がなければ NSAIDs の処方にとどめたほうが無難である．NSAIDs の使用だけでも症状は徐々に軽快していく．
- 痛風と同様に，初診時には蜂窩織炎と鑑別が困難であることが多い．

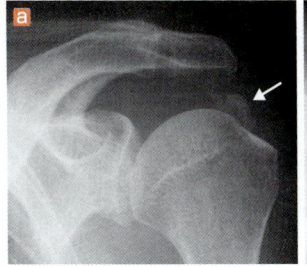

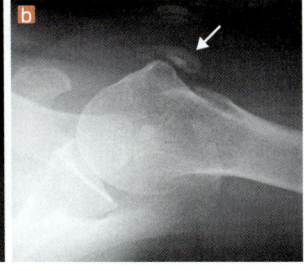

図2 石灰沈着性腱板炎
a：正面像で石灰化病変が同定できる．b：軸写像でないと確認できない石灰化病変もある．

石灰沈着性腱板炎（図2）

- 夜寝ているときの肩関節痛を訴えることが多い．
- 腱板内への炭酸アパタイト（carbonate apatite）の沈着が原因であるとされている．X線像では肩関節2方向（正面，Y）だけでなく，軸射で判明する石灰化病変を認めることもあり（図2），可能であれば3方向撮影（正面，Y，軸射）を最初から撮影したい．採血では急性期では炎症反応を認めることが多い．
- 治療としてはキシロカインやステロイド局注が効果的であるが，救急外来ではNSAIDsの処方で十分である．

化膿性関節炎

- 本来無菌である関節に細菌感染が生じると起こる．感染が持続すると関節軟骨や骨が貪食され破壊されるため，診断がついた時点で緊急で切開排膿，ドレナージ，デブリドマンを行わねばならない．
- 特に小児の化膿性関節炎は患者の予後を左右するので遅滞なく診断しなくてはならない．
- 高体温，局所の疼痛，腫脹，発赤があれば本症を考慮し，採血で炎症反応をチェックする．白血球数，CRPとも高値である．
- 小さな挫創などを契機とした関節炎では創から排膿を認めれば診断は確定する．血行性など外傷を契機としない関節炎では関節穿刺を行って内容物を確認したい（→p.110）．関節液を培養に出

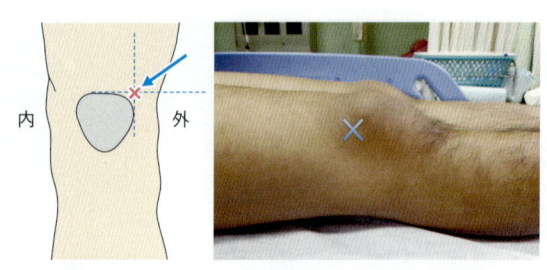

図3 膝関節穿刺の刺入点

すことはもちろんであるが，なおX線で関節の破壊がみられれば化膿性関節炎と考えて対応する．

● 膝が腫れて，痛がる

- 急な関節痛のうち，膝関節痛の対応は比較的容易である．膝の腫脹の原因としては，外傷による膝関節血腫だけではなく，前項で述べた偽痛風発作，変形性膝関節症に伴う関節水腫など内因性疾患も多く含まれる．膝関節内の液体貯留により膝関節内圧が上昇するために疼痛が発生する．そこで，膝関節の腫脹と疼痛で救急外来を受診した患者に対しては，さしあたり膝関節の液体を穿刺できれば劇的な除痛が得られる．また，穿刺した関節液の性状により関節腫脹の診断が容易となるため，関節穿刺の手技は習得しておきたい．

膝関節穿刺・外側法

- 通常の膝関節穿刺法である．患者を診察台に仰臥位で寝かせ，膝関節伸展位とする．膝蓋骨を触れ，その上縁と外側縁の交点がおおよその穿刺点となる（図3）．関節の腫脹がある場合，この交点を指で押さえると「指が入る」感触がわかる（図4）．さらに，膝蓋骨を外側へ押しやると，「指が入る」ポイントがわかりやすい．
- 穿刺方向は，外側から内側へ，つまり下肢の長軸と直交するように刺入する．刺入する深さは，針先が下肢長軸の正中に達する深度を目指す．この際，刺入点が適切でないと膝蓋骨後面もしくは大腿骨顆部に針先が当たってしまうが，その際は尾側ではなく，

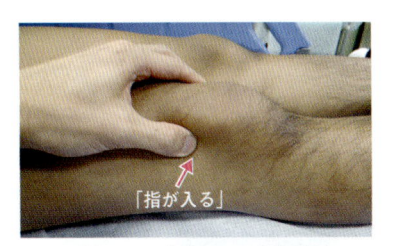

図4 「指が入る」ポイント(外側法)

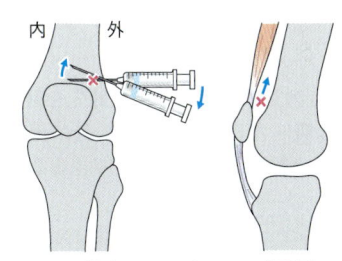

図5 針先が入らなければ頭側に振る

頭側へ針の向きを変えるとよい(図5).
- なぜならば膝関節腔は膝蓋上嚢が最も空間が大きく，ここを目標に穿刺すると安全であり，手技的にも容易だからである．尾側に傾けると，スペースの狭い膝蓋大腿関節面(膝蓋骨と大腿骨の間)に針先が向いてしまう．

膝関節穿刺・前方法

- もともと膝関節の拘縮があり膝伸展位をとれない症例や，半月板ロッキングなどで疼痛が強く膝伸展位が不能な場合に行う．
- 膝関節前面の膝蓋腱をよく触れる．膝蓋腱の両縁(内側でも外側でもどちらでも)から5 mm，脛骨上縁の5 mmのところも「指が入る」点が存在する(図6)．ここから，下肢長軸には水平に，約30°正中方向に針先を向けて刺入する．
- 半月板ロッキングなど急性に疼痛が生じ膝関節を伸展できなく

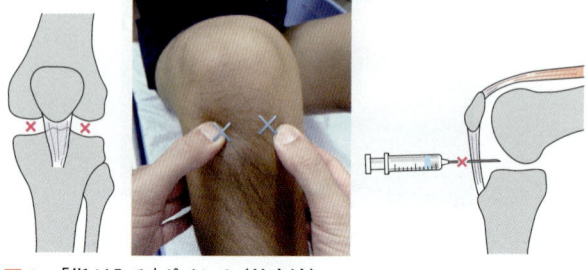

図6　「指が入る」ポイント（前方法）

なってしまった症例では，穿刺の後，針先を残した状態で1％リドカインを5 mL吸ったシリンジをこの針に接続して，そのまま関節内に注入すると除痛が得られ伸展できるようになることがある．

7 コンパートメント症候群

POINT

- 四肢の筋は骨，筋膜，骨間膜によって形成されるコンパートメント（筋区画）によって包まれている．このコンパートメント内圧が高まると，コンパートメント内を通過する血管，神経が傷害され，虚血，神経麻痺，筋の壊死などの原因となる．これをコンパートメント症候群という．
- 骨折に伴う「コンパートメント症候群」という用語は知っていても，目の前の外傷患者がコンパートメント症候群かどうか判断できずに困る，という経験をした読者は多いと思う．しかし，コンパートメント圧はA-lineキットを用いて簡単に測定できるので，コンパートメント症候群に陥っているか否かは容易に判断できる．以下に解説する．

● 原因

- 重度の挫傷や骨折に伴うものが多く，稀にヘビ咬傷，ギプス固定に伴うこともある．
- 骨折がなくとも発症しうるということに留意が必要である．

● 症状

- 主な初発症状は疼痛，腫脹で，進行すると感覚障害や運動障害が出現する．他動的に筋を伸長させたときに疼痛を訴える場合は本症を考える．
- 四肢のうち，しばしば問題となるのは下腿であり，小児では骨折に伴う前腕のコンパートメント症候群もみられることがあるが，大腿と上腕では稀である．
- コンパートメント症候群の代表的な症状は5P(疼痛 pain, 蒼白 paleness, 脈拍消失 pulselessness, 感覚異常 paresthesia, 麻痺 paralysis)であるが，これらのうち**脈拍消失は必ずしも認められない**．
- これは，コンパートメントの内圧が上昇して細動脈を閉塞しても，動脈本幹の圧力より低いためである．コンパートメント圧が高く

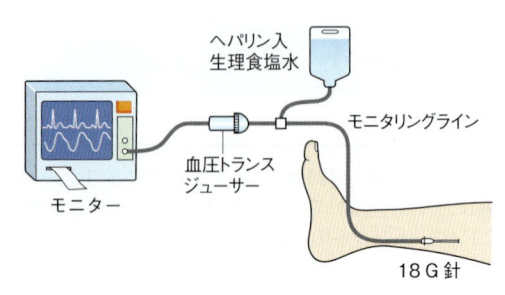

図1 A-line によるコンパートメント圧測定

とも脈拍が触れるからと減張切開を躊躇していると，筋の壊死など不可逆的変化の原因となる．
- なお，冷感 poikilothermia を含め 6P とすることもある．

● コンパートメント圧の測定

- 救急の分野では，動脈圧測定ライン（A-line）を用いてコンパートメント圧を測っており，施行者による誤差は少なく，短時間で複数箇所の測定ができ簡便である（図1）．
- 筋が壊死した後の減張切開は感染のリスクを高めるのみであり，四肢切断の原因ともなりうる．6〜8時間の虚血で筋が壊死に陥るため，躊躇せずに適切に適否を判断する．
- 安静時の筋区画内圧は約 4 mmHg，正常上限は 10 mmHg とされており，筋区画内圧 30 mmHg 以上，または血圧の拡張期圧との差が 20 mmHg 以内の場合は筋膜切開を考慮しなければならない．
- 前者は四肢の細動脈圧が 30 mmHg であることが圧の設定根拠となっているが，これは全身の血圧に依存しており，ショックや血圧が大きく変動しているときには不適である．

● 治療

- コンパートメント圧が 30 mmHg を超えていて，かつ筋膜切開に対応できない場合はただちに患者を対応可能な施設へ高次搬送すべきである．

- 圧が 30 mmHg を超えず，ひとまず保存的に経過をみる場合は動脈血流量低下を悪化させるために**患肢の挙上を行わない**ことが肝要である．
- コンパートメントの開放は緊満部の限局的な切開では意味がなく，コンパートメント全長の切開線をおくほうがよい．
- 切開した創は wet dressing とし，その後の創処置や閉創に関しては専門医に託せばよい．

8 腱損傷

● 閉鎖性腱損傷

- 閉鎖性損傷の代表はアキレス腱断裂である．そのほか救急外来で遭遇することのある閉鎖性腱損傷には，突き指で受傷する腱性槌指(腱性マレット指：mallet finger of tendon origin)がある．

▍アキレス腱断裂
- スポーツ中に「突然後ろから足を蹴られた」ような感触とともに受傷することが多い．また脂質異常症のコントロール不良の患者では，歩行中や階段の昇降などの軽微な外力で受傷することもある．
- 診断はアキレス腱に陥凹を触れるために容易である(図1)．
- 腹臥位で膝を屈曲させた状態で腓腹筋を握ると，断裂側だけ足が底屈しない(Thompsonテスト，図2)ことも診断を助ける．
- 救急外来ではアキレス腱の断端が寄るように足関節底屈位でシーネ固定をし(図3)，後日，整形外科受診とする．

▍腱性マレット指
- 突き指で受傷することが多い．
- マレット指には末節骨近位端の伸筋腱付着部の剥離骨折を伴う骨性マレット指(図4a)と，腱付着部での腱断裂が生じる腱性マレット指(図4b)がある．
- 腱性マレット指の手術成績は保存療法と同等とされるため，基本的には保存治療の対象となるが，腱を縫合できる症例もあり，専門医の判断に委ねる．
- 救急外来では，マレット指に対してDIP関節伸展位(可能であれば過伸展位)でのアルフェンスシーネ固定を行う．骨性マレット指であっても同様の固定を行う．

● 開放性腱損傷：挫創に伴って，腱が切れている？

- 挫創や切創では，皮下の筋，腱の損傷を伴うことがある．ガラス

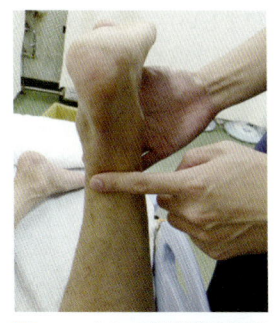

図1 アキレス腱断裂の陥凹

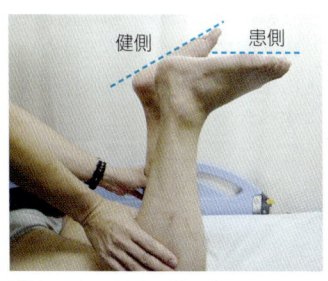

図2 Thompsonテスト

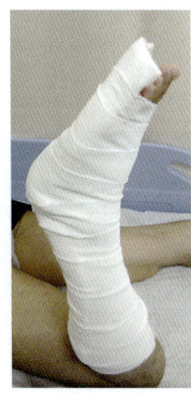

図3 足関節底屈位シーネ固定

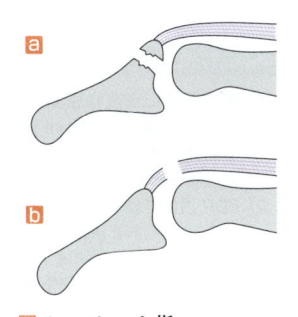

図4 マレット指
a：骨性マレット指．
b：腱性マレット指．

やナイフなど鋭利な刃物での損傷では創が小さくとも，常に筋・腱の損傷を念頭に置く．
- 例えば前腕の挫創では，手関節の掌背屈，すべての指がそれぞれ伸展屈曲が可能かチェックする．
- 手掌や指の掌側での受傷では，浅指屈筋と深指屈筋の一方だけが損傷することもある（→ p.118 の memo）．
- 腱損傷は緊急性はなく，待機的に手術室での縫合の適応となるため，救急外来では感染の予防に主眼を置いて治療する（ただし，

腱の短縮を考慮し，早々の手術対応が望ましい）．すなわち念入りに洗浄した後，粗に閉創し（手術の際に創を改めて展開するため，密に縫合する必要はない），整形外科を受診させる．

- 汚染や挫滅を伴う開放性損傷は，ただちに整形外科にコンサルトすべきである．

memo FDSテスト，FDPテスト（図5，6）

1) 指の屈筋には浅指屈筋（FDS：flexor digitorum superficialis）と深指屈筋（FDP：flexor digitorum profundus）があり，それぞれPIP関節，DIP関節を屈曲する作用がある．FDSは浅層を走行するが，腱交叉以遠ではFDPが浅層に出てくるため，FDS単独損傷も，FDP単独損傷もありうる．

2) FDP損傷ではDIP関節が屈曲できなくなり，FDS損傷ではPIP関節の屈曲力が低下する（FDPによりPIP関節も多少屈曲できる）．腱損傷で2本のうち1本だけの損傷では一見指の屈曲運動に異常がないようにみられるので，指の屈側の腱損傷を疑うときはFDSテストとFDPテストを行って確認を行う必要がある．

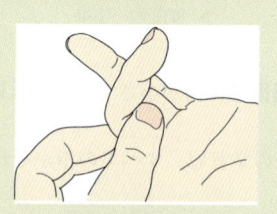

図5 **FDSテスト**
FDS損傷ではPIP関節は屈曲できない．指基節部を押さえ，指を屈曲できなければ，FDSが断裂している．

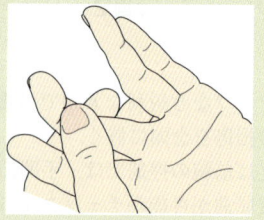

図6 **FDPテスト**
FDP損傷では，DIP関節は屈曲できない．指中節部を押さえ，指を屈曲できなければ，FDPが断裂している．

9 脱臼の対処法

POINT

- 脱臼の整復は，やさしく牽引することに尽きる．
- 脱臼の整復の経験がないと「怖くて」整復操作がやりにくい．すなわち，医原性の骨折を起こしてしまうかもしれない，という不安である．しかし，怖がることは何もない．脱臼の整復の基本は「牽引しながら戻す」ことに尽き，暴力的な整復操作を加えなければ何事もなく整復できる．なお脱臼整復は即座に行う必要があり，整復操作が成功しない場合は整形外科にコンサルト，あるいは対応可能な施設へ転送する．

● 肩の脱臼

診断

- 肩関節を脱臼すると痛みのため関節の著明な運動制限を認める．またその部位の関節を触れると陥凹あるいは突出を触れ，明らかな左右差が認められる．これでおおよそ診断はつけられるが，整復を試みる前に必ず単純X線写真の撮影を行うこと．撮影できるのであれば2方向撮影を行う．
- また暴力的な操作を行うと整復時に医原性の骨折を起こすことがあり（図1），受傷時にすでに骨折を伴っているかを事前に把握し

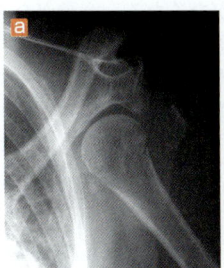

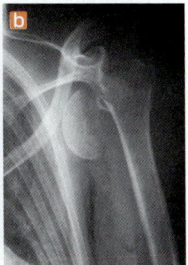

図1　整復時における医原性の骨折
a：整復前，b：整復後（医原性の骨折）

脱臼整復時の麻酔

- 整形外科医は通常無麻酔で整復を行っている．しかし1回の整復操作で成功しない場合は，その操作をいたずらに繰り返すことなく，必ず適切な麻酔を行ってから整復するほうがよい．筆者は通常最初から鎮静薬を用いることを好む．すなわち静脈ルートを確保しプロポフォール（ディプリバン®）やチオペンタール（ラボナール®）を使用する．
- 関節内への局所麻酔薬注入は効果が少ない．整復ができないからといって麻酔科医を呼んで手術室で整復を試みる施設があるが，わざわざ全身麻酔をかける必要はない．救急外来で数秒間の鎮静をするだけで十分である．
- また，透視室で整復を試みる施設があるが，無駄であり，単純X線写真で脱臼の位置を確認していれば透視装置は不要であるし，そもそも整復されれば明らかな整復感がある．

静脈麻酔法

(1) 静脈ルートを確保し，SpO_2モニターをつける．アンビュー®バッグなどの換気用マスクを念のために必ず準備しておく．
(2) プロポフォール（ディプリバン®）なら0.8 mg/kg静注する．本剤は20 mLのキットになっているので**「体重kg÷12」mLを静注**すればよい．例えば体重60 kgの患者であれば5 mL静注する．麻酔効果が不十分であれば，適宜追加する．
(3) 通常数秒から十数秒で意識がなくなる．意識がなくなった直後に整復操作を行うと容易に整復される．
(4) 通常整復後数秒～数十秒以内に意識が回復する．使用する麻酔薬の量が多すぎると自発呼吸が抑制されるが，そのようなときは慌てずに，マスク換気を行って自発呼吸の再開を数分待てばよい．常にモニターでSpO_2の低下がないかを監視することが肝要である．
(5) 整復後は必要に応じて適切な外固定を施し，意識が回復してから30分程度の経過観察の後に帰宅させる．

整復方法

1 ゼロポジション法（Milch法）：zero position（図2）

- 肩関節が最も安定した肢位のことで，肩関節挙上約140°，外旋約45°の位置をいい，肩甲棘と上腕骨の骨軸が一致する．患肢を十分に牽引しながらゆっくりと上肢をゼロポジションに挙上していくことにより，肩関節の4つの筋群すべての走行が一定方向となり，これにより上腕骨頭が関節窩に引き付けるように力が働き整復される．

2 二重牽引法（図3）

① 患者は診察台の上で仰臥位
② 患者肘伸展位で，助手は両手で手関節を保持
③ 激痛を感じさせないようゆっくり上肢を前下方（外転約30°，屈曲約30°）へ牽引する．
④ 術者は腋窩に細長いタオルを掛け，外転約120°の方向に牽引する準備をする．
⑤ 助手が十分に下方に牽引できたら，術者は瞬間的に強くタオルを牽引すると，脱臼は一瞬で整復される．
⑥ 整復後は矢状面で患肢を降下させる．

- なお，Stimson法（図4）は患者を腹臥位にして脱臼した側の手に錘を付けて下垂牽引する方法であるが，整復が確実でなく，整復されるにしても長時間を有するので，医師は楽であっても患者が長時間疼痛から解放されない点で推奨されない．

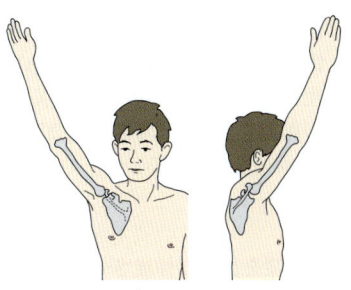

図2　ゼロポジション法

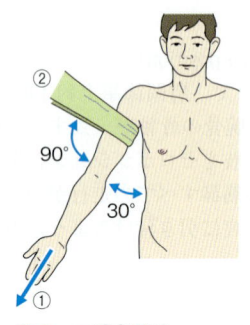

図3 二重牽引法
①前下方へ牽引．②細長いタオルで牽引．

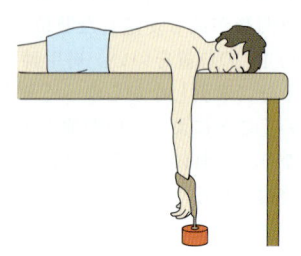

図4 Stimson法

整復後の処置

- なお，脱臼整復後も必ずX線を再撮影し，脱臼が適切に整復されているかと，新たな骨折が発生していないかを確認する．
- 整復当日は再脱臼予防のため，三角巾をつけ，さらにもう1枚の三角巾もしくはバストバンドを用いて，最初の三角巾ごと体幹固定するとよい．外固定や後療法のことも合わせ，翌日以降に整形外科を受診させる．

● 膝蓋骨脱臼（図5）

- 10～20歳代の患者が多く，過去にも脱臼を経験している症例が多い．膝をねじりながら屈曲して受傷したり，人と接触し膝をぶつけて受傷したりする．通常外側に脱臼する．
- 脱臼した状態で来院した場合，膝関節の伸展は不能である．外側に脱臼した膝蓋骨を触れるため診断は容易であるが，脱臼の際に関節面の骨折を生じることがあるので必ずX線撮影を行う．この場合，膝関節の軸射（通常は膝関節屈曲30°で膝蓋腿関節面の撮影に用いる）と側面像を撮影する．

整復法

- 整復は容易である．膝を徐々に伸展させながら愛護的に膝蓋骨を内方に圧迫するだけでよい．

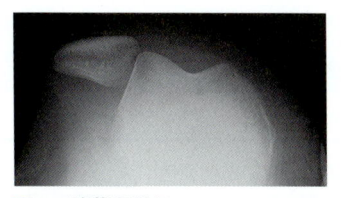

図5　膝蓋骨脱臼

- 疼痛が強い場合，膝関節穿刺と同様の手技で局所麻酔薬を関節内に注入してもよいが，効果は限定的である．
- 整復後は，脱臼の整復の確認と，医原性骨折がないことを確認するために必ずX線の再撮影を行う．整復確認後は膝関節伸展位でシーネ固定を行う．

⑩ 捻挫，靱帯損傷

> **POINT**
> - 骨と骨は関節の「袋」である関節包によって連結されている．関節包の線維成分が一部束状に肥厚したものが靱帯（関節包靱帯）であり，関節を制動している．例えば指節関節は，屈曲伸展方向に可動性が存在することは正常であるが，側方への可動性はなく，それが存在すれば異常であり，側副靱帯の損傷を示している．
> - なお，関節包靱帯のほかに，関節包と独立した靱帯（例：膝の十字靱帯）も存在する．
> - 外力により関節に生理的関節可動域を超えた運動が強制されたときに靱帯が損傷を受ける．
> - 救急外来では，靱帯の損傷の可能性があるかないかを判断し，靱帯損傷が疑われたら外固定（シーネ）を装着すれば，後日整形外科受診とすることで問題はない．

● 診断と初期治療

- 外傷により関節局所の疼痛や腫脹を認める場合，X線上骨折がない場合は靱帯損傷を疑う．
- またX線上，関節近傍の微小骨片がある場合には靱帯付着部の剝離骨折であり，靱帯損傷と同等に扱い，外固定（シーネ）を施す．
- 以下に救急外来で遭遇する機会の多い靱帯損傷の部位と診断法を記載する．

手指

- 若年者はボールでの突き指，高齢者では転倒による受傷が多い．指の中で最も受傷頻度の高いPIP関節を例に解説する．
- **画像検査**…X線写真に見慣れていなければ，健側も撮影して比較するとよい．
- **圧痛部位**…関節の両側面，背側，掌側の4点の圧痛を確認する（図1）．側副靱帯を損傷している場合，側方に圧痛を認める．
- **ストレステスト**…側副靱帯に圧痛を認める場合，損傷方向にストレスをかけると疼痛が増強することで，靱帯損傷と診断できる（図

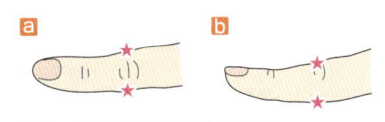

図1　手指の圧痛部位の確認

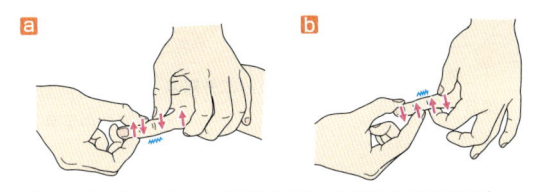

図2　ストレステスト（損傷している側の疼痛が増す）

2）．ただの打撲ではストレステストで著明には疼痛は増強しない．靱帯の完全断裂ではストレスをかけると関節の異常可動性が認められる（ストレスをかけた状態で健側と併せてX線を撮影することで異常可動性を確認することができる）．

足関節

- **画像検査**…足関節だけでなく，踵骨前方突起や第5中足骨に骨折を伴うこともあるので，必ず足関節2方向および足2方向の合計4枚のX線撮影を行う．
- **圧痛部位（図3）**…外側は腓骨外果の前下方（前距腓靱帯），下方（踵腓靱帯），後方（後距腓靱帯）の3か所，内側は内果下方（三角靱帯），さらに足外側の二分靱帯付着部，第5中足骨基部の，合計6か所の圧痛部位を確認する．
- 圧痛があれば外固定を行う．整形外科医は手術適応を決めるためにストレス撮影（足関節内反，外反，前方引き出し，後方引き出し）を行うことがあるが，救急外来ではそこまで行う必要はない．

a 外側

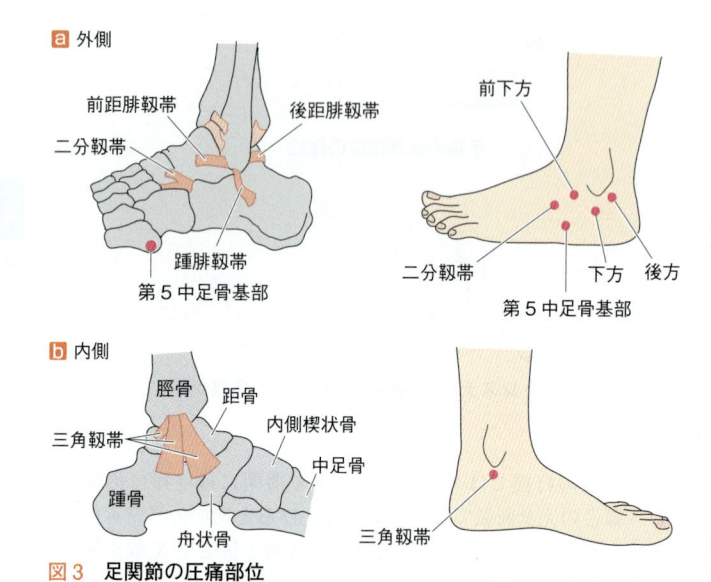

- 前距腓靱帯
- 後距腓靱帯
- 二分靱帯
- 踵腓靱帯
- 第5中足骨基部

- 前下方
- 二分靱帯
- 下方
- 後方
- 第5中足骨基部

b 内側

- 脛骨
- 距骨
- 三角靱帯
- 内側楔状骨
- 中足骨
- 踵骨
- 舟状骨

- 三角靱帯

図3 足関節の圧痛部位

⑪ 見逃しやすい骨折集

- 骨折の診断の原則は，「診察の仕方」（→ p.92）にも記載した．ここでは，領域別に見逃しやすい骨折について紹介する．

● 肩の領域

- 肩関節の撮影の基本には「正面，側面」という2方向撮影はなく，「正面，Y」の2方向撮影となる．
- Y撮影とは，肩甲骨に対する真側面像であり，肩甲骨体部と烏口突起と肩甲棘でアルファベットの「Y」の字に見えるためにこの名が付いている（図1）．この写真では，上腕骨近位だけでなく，肩甲骨にも骨折がないかをチェックしたい．

▌烏口突起骨折（図2）

- Y像で烏口突起が転位して見える．烏口突起に付着する小胸筋，烏口腕筋，上腕二頭筋短頭の牽引力で骨折する．骨折線がはっきりしないときはCT検査も考慮する．

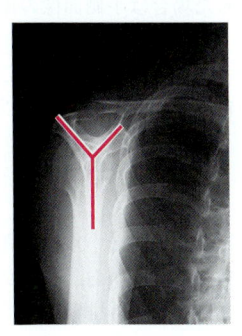

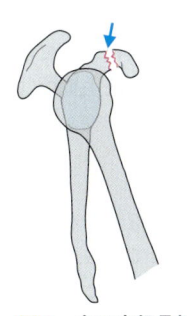

図1　Y撮影　　　　図2　烏口突起骨折

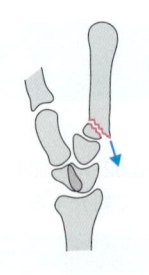

図3　CM関節脱臼骨折（側面像）

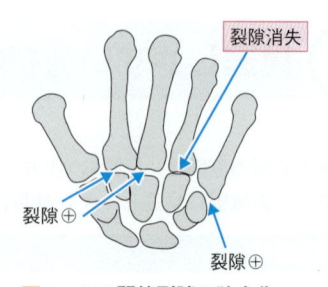

図4　CM関節裂隙の狭小化（裂隙消失、裂隙⊕、裂隙⊕）

● 手の領域

CM関節脱臼骨折（中手骨基部骨折）（図3）

- 本症は見逃しが多い．転倒して手を突いた，という受傷機転のほか，自転車やオートバイのハンドルグリップを持ったまま転倒したときに起こりやすい．
- 通常の手2方向撮影（正面，斜位）に加えて手側面像が有用である．ただ，手2方向撮影でも診断のヒントとなる所見がある．すなわち正面像で，手根中手関節（CM関節）の関節裂隙の狭小化が認められる（図4）．この所見を認めた場合は手側面像の撮影を行いたい．中手骨が背側に脱臼しようとして骨折を伴ったものである．
- 手部から前腕遠位にかけてのシーネ固定が原則である．CM関節背側脱臼の場合は徒手整復は不可能なことが多い．翌日以降の整形外科受診を促す．

舟状骨骨折（図5）

- 手関節周囲の骨折のなかでは疼痛は少ないうえ，X線写真でも診断しにくい骨折である．骨折部の血流の問題から，転位が少なくても骨癒合しないこともあり，整形外科の手外科専門医であっても治療に難渋することがある．
- 初診時に「骨折がない」と言われ，その後医療機関を受診せず，偽関節となってから骨折が判明し，トラブルとなる例も珍しくない．そのため救急外来では，X線上舟状骨骨折が明らかでなくとも

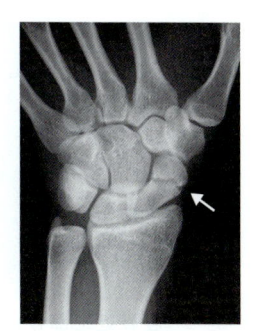

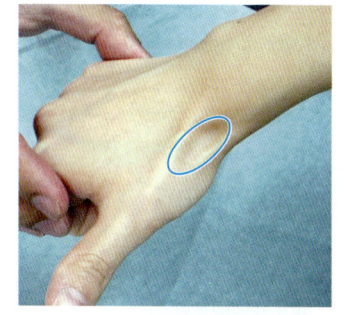

図5 舟状骨骨折　　図6 anatomical snuff box

anatomical snuff box（図6）に圧痛がある場合は必ずシーネ固定し，かつ確実に後日整形外科を受診するよう伝えるべきである．
- CT-MPR像が診断に有用であるが，CTでも骨折が判然とせず，MRIでようやく診断される症例もあることを念頭に入れておいてほしい．

● 股関節の骨折

- とにもかくにも，股関節の骨折といえば「大腿骨頸部骨折」である．「頸部」は広義の頸部を指すが，近年は「大腿骨近位部」骨折といわれるようになった．
- X線撮影は，両股関節正面＋患側のLauenstein（ラウエン）撮影をオーダーする．ただし，両股関節正面で明らかな骨折を認めた場合には，ラウエン撮影は患者に疼痛を与えるのみであり，省略してもよい．
- 診断が困難な症例もあるので，左右で比較するため，患側の股関節正面ではなく，必ず健側も含めた両股関節正面を撮影するようにしたい．
- X線による正診率は96～98％とされており，X線では診断がつかない骨折もある．患者が股関節を痛がって，臨床的には大腿骨近位部骨折を十分疑う場合には，夜間でも施行可能な施設が多いCT撮影でのMPR像が有用である．しかしCTによる正診率は99％であり，CTで骨折が診断できなくてもなおかつ臨床的に骨

a: split type.　b: depression type.　c: split depression type.

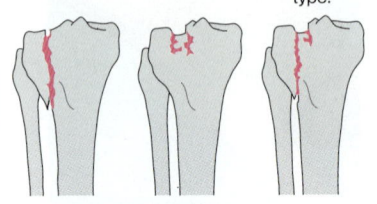

図7　脛骨近位部骨折

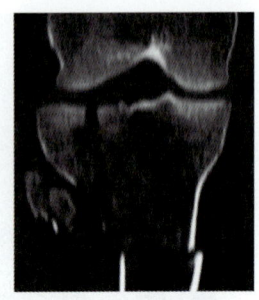

図8　脛骨近位部骨折のCT-MPR像

折を疑う場合は，ひとまず入院させ，MRI（正診率100％）を施行するのがよい．

● 膝の領域

脛骨近位部骨折
- 転落など下肢の長軸方向に衝撃が加わったときに受傷しやすい．
- 脛骨関節面に縦割れが存在すれば骨折の診断は容易であるが，**陥凹だけの骨折がある**（図7b）ことを知らないと，見逃してしまう．若手の整形外科医でも見逃すことがある．
- X線に異常がないと思っても，膝関節を強く痛がる場合は，膝関節穿刺による脂肪滴の確認か，CT-MPR像（図8）（前額断と矢状断）による関節面の評価を行いたい．

● 足の領域

Lisfranc関節脱臼骨折（図9）
- 中足骨と足根骨間は，正しくは足根中足関節（tarsometatarsal joint）であるが，Lisfranc関節とよばれることのほうが多い．骨折を伴わない場合は第3-5中足骨が外側（小趾側）へ転位しているだけのことがあるが，見逃しやすい．
- 足のX線斜位像で診断がつくが，健側との比較が有用である．また，中足骨基部が外側だけでなく背側への脱臼を伴っていることも多いので，足側面像も必ず撮影しておきたい．

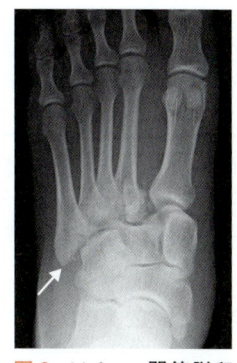

図9 Lisfranc関節脱臼骨折

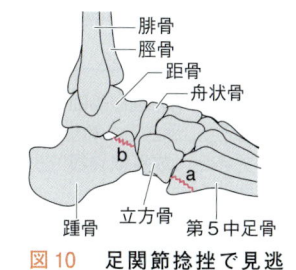

図10 足関節捻挫で見逃しやすい場所
a：第5中足骨骨折，b：踵骨前方突起骨折

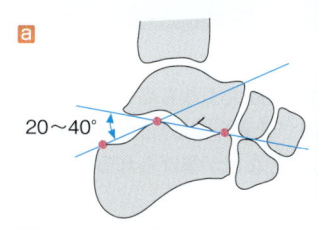

図11 Böhler角
a：正常では20〜40°，b：骨折に伴い角度は減少

- CTを併せて撮影すると，脱臼や骨折がより明確に把握できるので有用である（図10）．

踵骨骨折

- 高所からの転落で受傷することが多い．本骨折を認めたときは，下位胸椎や腰椎に圧迫骨折を合併することが多いので，腰痛の有無も確認する．
- 踵骨の正常な形を見慣れないと骨折の判断に困ることがあるが，健側も撮影して比較するとよい．踵骨ではBöhler角（ベーラー角）（図11）は20〜40°が正常であるが，骨折が起こるとその角度が減弱することを知っておきたい．

⑫ 小児編

> **POINT**
> - 小児の四肢外傷の画像診断の鉄則は「健側も含めた両側のX線を撮影すること」に尽きる.転位の大きな骨折の診断は容易であっても,これを怠ると,成長軟骨板*を骨折と見誤ったり,骨折を見逃したりする要因となる.
> - 小児が転倒して肘を痛がる場合,骨折を念頭に置く.骨折が明らかでなくとも痛がるのであれば外固定を施し帰宅とするのが無難である.

● 骨折総論

小児骨折の特徴
- 小児骨折の特徴は,骨折の頻度が成人よりも高いが,逆に骨癒合が速い(成人の1/2程度の時間で骨癒合する)こと,将来的な成長異常をきたす原因となりうることなどが挙げられる.

診断
- 小児の骨は成人の骨と異なり,骨の両端(骨幹端)に成長軟骨板が存在し,ここが長軸の成長を司っている.この部位は力学的に脆弱である.この成長軟骨板の骨折形態の分類にはSalter-Harris分類(図1)が用いられるが,そのほとんどがⅡ型である.このⅡ型の単純X線写真を見る機会は多いと思われるので覚えておきたい(図2).
- また,小児の骨は水分含有量が多く軟らかいため,可塑性に富み,特徴的な骨折形態をみることが多い.成人ではほとんどの骨折が完全骨折となるが,小児では図3のような若木骨折や竹節骨折のような不全骨折**となりやすい(図4).
- このように成長軟骨板損傷や不全骨折は,患側だけのX線写真では判断できないことが多いため,整形外科専門医であっても健側のX線写真を必要とする.

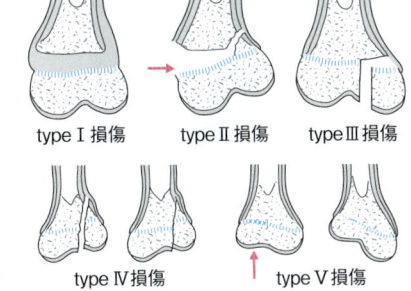

図1　Salter-Harris分類

図2　小児骨端線損傷橈骨遠位端（Ⅱ型）

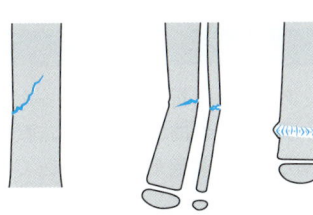

a：亀裂骨折　b：若木骨折　c：竹節骨折

図3　不全骨折の種類

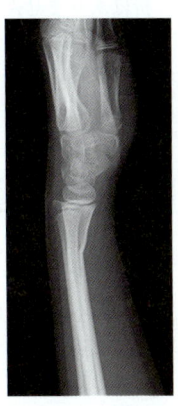

図4　橈骨若木骨折

---

*成長線，骨端線などともいうが，正式には成長軟骨板あるいは骨端軟骨板という．
**不全骨折もしくは不完全骨折という．

図5 fat pad sign

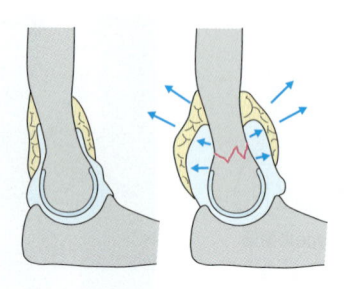

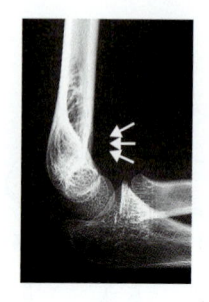

患児の帰宅に際して

- 成人の場合もそうであるが，特に小児の場合はその保護者に対する病状説明には留意しなくてはならない．患児が四肢の強い疼痛を訴える場合は，確実に骨折がないという自信がない場合は「骨折はありません」と断言するのではなく「明らかな骨折はみられませんが，細かい骨折は否定できない」と説明したうえで，"assume the worst"でシーネ固定を施しておいたほうがよい．患部の安静になるだけでなく（＝治療上有益），不要なトラブルを回避することもできる．

● 上腕骨顆上骨折

- 「X線上骨折がはっきりしない，あるいは骨折がないと思ったものの，実は骨折があった」という事例が圧倒的に多いのは，転位のない小児の上腕骨顆上骨折である．これは整形外科専門医でも判断に迷うことが多い．
- 転倒して手を突いて肘関節を痛がる場合，明らかな変形や，X線上明らかな転位のある骨折があれば診断は容易である．しかし，小児の骨の特性（→ p.132）から，転位がほとんど起こらず，骨折線もはっきりしない骨折がみられる．この際，骨膜が破綻し出血が起こり，肘関節内に血腫がたまると周囲の脂肪織を押しやる像をX線写真で認める（図5）．これを fat pad sign という．
- しかし，いずれにせよ外傷後に肘を痛がるようであれば，肘関節をシーネ固定して帰宅させればよい．明らかな骨折がなければ，詳細な骨折の有無は整形外科外来で判断すればよい．

図6　肘内障

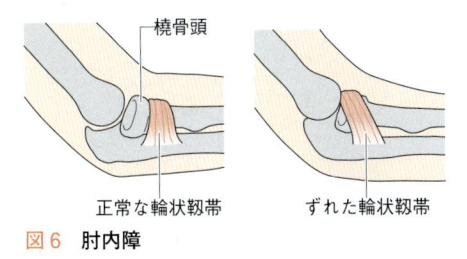

正常な輪状靱帯　　ずれた輪状靱帯

● 急に手や肩を痛がり上肢を動かさない（肘内障）

病態
- 肘関節（正確には腕橈関節）における橈骨頭の亜脱臼である．つまり橈骨頭を取り巻く輪状靱帯から橈骨頭が引っ張られて抜けそうになった状態である（図6）．

受傷機転
- 受傷機転としては，子どもの手を親が強く引っ張って発症することがほとんどであるが，それ以外にも①転倒で上肢が体の下敷きになり前腕の回内を強制される，②寝ている間に上肢が体の下敷きになり，起きたときに上肢を動かさない，といったこともあることを認識しておく．

症状
- また，症状としては，肘の痛みを訴え上肢を動かせない，とばかり思っていると，誤診の原因となる．まだ言葉をしっかりしゃべれない幼児では，手関節を痛がったり肩を痛がったりと，肘でない部位の症状を訴えることも多い．訴えのままに他の関節ばかり診察していては肘内障の診断はできないため，受傷機転から肘内障が疑われるときは，仮に手関節や肩を痛がっていても肘内障も念頭に診療を行う．

治療
- 徒手整復は，①前腕を回外させつつ，②肘を屈曲する．このとき，

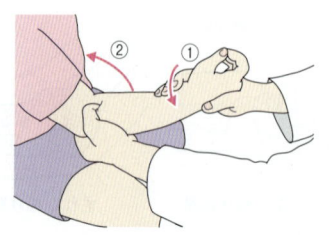

図7 肘内障整復法

術者は一方の手の母指で橈骨頭を触れておくと整復時のクリックを感じることができる(図7). 整復感が得られない場合は, 前腕を過回外しながら肘を深屈曲する. 整復感がなくても通常これで整復される.

- 整復後, ただちに肘の運動障害が改善されることもあるが, 小児では亜脱臼の痛みによりしばらく上肢を動かそうとしないこともあり, 整復した後5分程度待ってから再度診察する. または, 近辺で遊ばせておくと, 患肢を使って遊んでいることを確認できる場合もある.
- 保護者には, 受傷したときのような手の牽引をしないよう指導し帰宅させる. 特に外固定などは不要である. 頻回に肘内障を受傷する患児であっても成長とともに亜脱臼しなくなるので, これといった根治的な治療は存在しない.

● 急に足を痛がって歩けない(単純性股関節炎)

病態

- 小児が急に「歩けなくなった」と受診をした場合, まず単純性股関節炎を念頭に置く.
- 本症の本態はウイルス性股関節炎であり, 通常3〜4日程度の自宅安静で治癒する.
- 病歴としてはまず外傷が原因でないことを確認する. また1週間程度前に風邪をひいていなかったか, あるいは風邪をひいている小児と接触しなかったかどうかの問診が重要である.

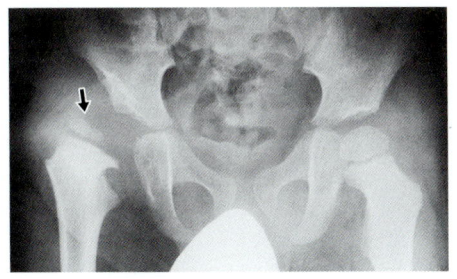

図 8　化膿性股関節炎
右の関節裂隙が開大し骨頭が隔解.

診断
- 診察所見としては股関節を内外旋すると股関節痛の増強を訴えることが多い.
- 画像上これといった異常所見を認めないことのほうが多いが, 関節炎がひどいと関節液が貯留して股関節裂隙が健側よりも開大するため, 必ず単純 X 線で「両股関節正面」を撮影する.
- 体温は平熱で, 血液検査上, 炎症反応は認めないこともある.

治療
- アセトアミノフェンもしくは NSAIDs を処方し自宅で安静を指示する. 基本的に翌日以降に整形外科外来受診で構わないが, 熱発をしてきた場合は下記疾患を念頭にただちに再診するよう言及しておくことが肝要である.
- 鑑別すべきは化膿性股関節炎(図 8)であり, これは高体温, 炎症反応高値となる. 本来無菌であるはずの関節内への細菌感染であり, 放置すると関節破壊が起こり不可逆的な歩行能障害を引き起こすために, 早急に切開排膿を要する. 化膿性股関節炎が疑われるときはただちに整形外科医にコンサルトするべきである.

第4章
眼科

① 眼の解剖 140
② 診察の仕方 148
③ 眼が赤い（結膜下出血，結膜のうっ血，結膜炎） 155
④ 眼が見えない（飛蚊症，急に視野が狭くなった，急に見えなくなった） 159
⑤ 緑内障（救急外来でできる診断方法は？ただちにコンサルトが望ましい？） 163
⑥ 眼の違和感や痛み（異物，角膜損傷） 167
⑦ 眼の感染症〔ものもらい（麦粒腫），流行性角結膜炎など〕 173
⑧ 外傷 178

① 眼の解剖

● 眼球とその付属器(図1～4)

角膜
- 眼球の前方1/5に位置する無血管性の透明な組織で,カメラの対物レンズに相当する.眼球の形を保つほかに,外部からの光を通過・屈折させ,瞳孔を通じて眼内に送る.成人で直径は10～12 mm,中央の厚さは約0.5 mmである.
- 角膜と強膜の境界は角膜輪部とよばれる.角膜上皮層に三叉神経第一枝の知覚線維が豊富に分布するため,異物感や痛みに敏感な組織になっている.

虹彩
- ぶどう膜(虹彩,毛様体,脈絡膜)の最前部にある組織で,カメラの絞りに相当する.中央の瞳孔の大きさは,瞳孔括約筋と瞳孔散大筋の2つの平滑筋によって変化し,眼球内に入る光の量が調節される(例:明るいところに出ると縮瞳する).
- 瞳孔括約筋は動眼神経(副交感神経),瞳孔散大筋は頸部交感神経に支配される.

水晶体
- 虹彩の後ろに位置する凸レンズ状の組織で,カメラ内部のレンズに相当する.血管や神経のない透明な組織で,瞳孔に入射する光を屈折して網膜面上に結像させる.
- 赤道部には毛様体までつながる Zinn 小帯が付着し,毛様体筋(Muller 筋)の収縮・弛緩により形状が変化して調節(焦点合わせ)として機能する.

強膜
- 角膜とともに眼球外膜を形成する白色で不透明な組織で,カメラのボディに相当する.眼球の形を保ち,眼球の内容を保護する.

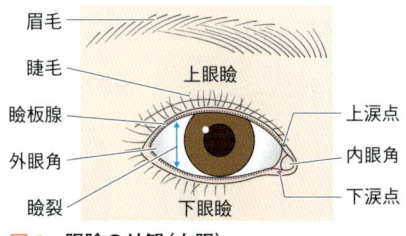

図1 眼瞼の外観（右眼）

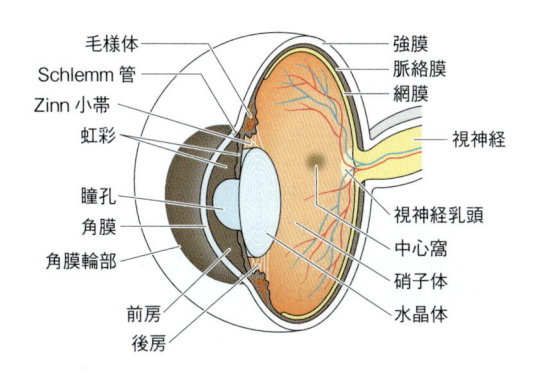

図2 眼球の構造

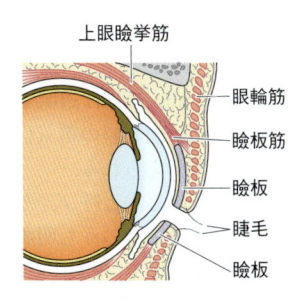

眼瞼は，上眼瞼挙筋・瞼板筋・眼輪筋の3つの筋によって開閉する

図3 眼瞼の筋肉

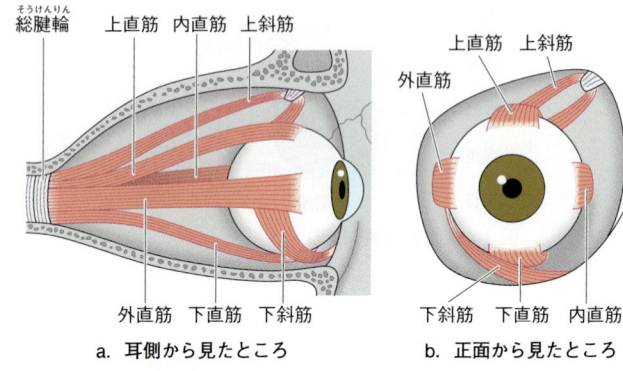

| a. 耳側から見たところ | b. 正面から見たところ |

図4 外眼筋の構造(右眼)

厚さは約 1 mm であるが，外眼筋付着部と赤道部では約 0.3 mm と薄く，鈍的外傷時に裂けやすい．
- 強膜の前方は球結膜に覆われ，球結膜と強膜の間は血管が多い疎な結合組織で上強膜とよばれる．

毛様体
- ぶどう膜の一部であり，前方で虹彩に，後方で脈絡膜に連続する組織．血管が豊富で房水を産生する．また水晶体と Zinn 小帯でつながる毛様体筋は調節に関与する．

網膜
- 光を受容する厚さ 0.1～0.3 mm のほぼ透明な神経の膜で，カメラのフィルムに相当する．光は細胞膜の電気信号に変換され，その情報は視神経を通じて脳に伝えられる．
- 眼球の後極にあたる部分を中心窩と呼び，その周囲のやや黄色い領域を黄斑という．黄斑は視細胞のうち明所視・色覚をつかさどる錐体細胞が密集している部分で，視力に最も重要な領域である．
- もう 1 つの視細胞である杆体細胞は主に眼底周辺部に分布し，暗所視に関与する．網膜の内層は網膜中心動脈によって栄養され，外層は脈絡膜により栄養されている．

脈絡膜
- ぶどう膜の一部であり，強膜と網膜の間にある血管とメラニンが豊富な組織．厚さは0.1〜0.2 mmで，前方は鋸状縁で毛様体と連続し，後方は視神経乳頭縁に終わる．暗箱環境を作るとともに，網膜外層に酸素と栄養を供給している．

硝子体
- 無色透明で卵白状のゲル状の組織．薄い硝子体膜に包まれ，水晶体と網膜，毛様体により囲まれた空隙(硝子体腔)を満たす．
- 水晶体とともに中間透光体と呼ばれる．98%は水分で，残りはヒアルロン酸や膠原線維などの高分子からなる．硝子体は加齢とともにゲルの割合が減ってくる(液化現象)．膠原線維の凝集は飛蚊症として自覚される．
- 中高年以降に硝子体膜が網膜から剥離してくることを後部硝子体剥離と呼び，裂孔原性網膜剥離の主因となっている．

視神経
- 網膜の神経節細胞から出た軸索突起が伸びて発達した組織で，視交叉に至る約100万本の神経線維の束を指す．直径は3 mm，長さは35〜50 mm．網膜から脳へ視覚情報を伝える．

前房・後房
- 角膜後面と虹彩前面にはさまれた空間を前房といい，虹彩後面，水晶体，毛様体，硝子体に囲まれた空間を後房という．どちらも房水で満たされている．
- 房水は目の中を循環する液体で角膜・水晶体など血管の存在しない組織を栄養している．房水は毛様体で産生され，主に隅角の線維柱帯，Schlemm管を通過して眼外に排出される．

隅角
- 角膜と虹彩の根元が交わる部分を指す．

眼瞼
- 眼窩の前方に位置し，眼球を保護し，まばたきによって涙液で角

膜に潤いを与えている．上眼瞼と下眼瞼からなり，その間を瞼裂と呼ぶ．瞼裂の内側を内眼角，外側を外眼角といい，内眼角の上下に涙点がある．

結膜
- 角膜を除く眼球前方の表面と眼瞼の裏側を覆う透明な薄い粘膜である．眼球表面の結膜を眼球結膜，眼瞼裏面の結膜を眼瞼結膜，その移行部を円蓋部結膜と呼ぶ．

涙腺
- 涙液を分泌する組織．上眼瞼の外側(内側ではない！)と眼窩内にあり，結膜円蓋部には副涙腺がある．感動したときや，痛みがあるときにあふれる涙は主として涙腺から分泌され，眼球を持続的に潤している涙は副涙腺から分泌されている．

涙道
- 涙液は涙腺から分泌された後に，上下の眼瞼縁を伝わって涙液メニスカスを形成し，角膜表面に潤いを与えている．余剰な涙液は内側の上下の涙点から涙小管を通り，涙囊・鼻涙管を経由して下鼻道に排出されている．

● 眼筋

- 眼球の中にある内眼筋と，眼球の外に付着する外眼筋に分けられる．内眼筋は虹彩に分布する瞳孔括約筋・瞳孔散大筋と，毛様体に分布する毛様体筋がある．外眼筋には4つの直筋(上直筋，下直筋，内直筋，外直筋)と2つの斜筋(上斜筋，下斜筋)の6つがあり，眼球運動をつかさどる(図4〜6)．
- 直筋は眼窩の先端にある総腱輪から始まり，前方に進んで強膜に付着する．付着部位は角膜輪部から5〜8 mm である．
- 上斜筋は総腱輪から始まり，眼窩内上縁の滑車で向きを変え，上直筋の下をくぐり強膜に付着する．
- 下斜筋は下眼窩縁の内側から始まり，下直筋の下を通って，外直筋付着部の後方の強膜に付着する．神経支配は，外直筋が外転神経支配，上斜筋が滑車神経支配，その他は動眼神経支配である．

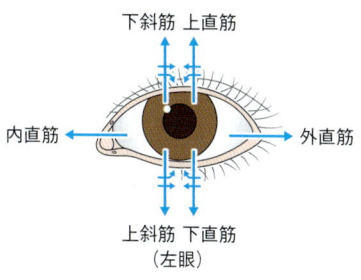

図5 6つの外眼筋の作用

内直筋：内ひき(内転)
外直筋：外ひき(外転)
下斜筋：上ひき(上転)外方回旋(外転)
上斜筋：下ひき(下転)内方回旋(外転)
上直筋：上ひき(上転)内方回旋(内転)
下直筋：下ひき(下転)外方回旋(内転)

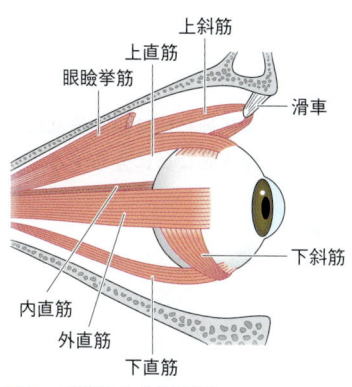

図6 外眼筋の位置関係

各筋肉の働きは図5のとおりである．

● 神経

- 眼球とその付属器に分布する神経には以下のものがある．

動眼神経

- 運動性の主核と副交感性の副核からの線維がある．脳幹から出た

神経線維は非交叉性(下直筋，内直筋，下斜筋，瞳孔括約筋，毛様体筋)，交叉性(上直筋)，または両側性(上眼瞼挙筋)に走り，上眼窩裂を通って眼窩に入る．
- 動眼神経副核(Edinger-Westphal 核)は副交感線維を毛様体神経節に送り，短毛様体神経となって，虹彩の瞳孔括約筋や毛様体筋に分布する．

滑車神経
- 脳幹の背側から出た神経線維は，上眼窩裂を通って眼窩に入り，上斜筋を支配する．

交感神経・頸部神経節
- 上頸神経節から出た節後線維は内頸動脈神経叢を形成し，線維の一部は瞼板筋に分布し，一部は三叉神経の鼻毛様体神経の中に入り長毛様体神経となり，虹彩の瞳孔散大筋に分布する．

副交感神経
- 副交感神経節である毛様体神経節は眼窩後部に存在し，動眼神経を経て瞳孔括約筋，毛様体筋などに分布する．

眼神経(＝三叉神経第 1 枝)
- 上眼窩裂を通り前頭神経，鼻毛様体神経，涙腺神経となる．知覚線維が角膜・虹彩・毛様体・強膜に分布する．

外転神経
- 脳橋近くの核から出た神経線維は上眼窩裂を通り外直筋に分布する．外転神経は脳底を走る距離が最も長く，障害を受けやすい．

顔面神経
- 顔面神経管を通って茎乳孔を出てから多数に分枝し，眼輪筋に分布する．

● 視神経の解剖と見え方(図7)

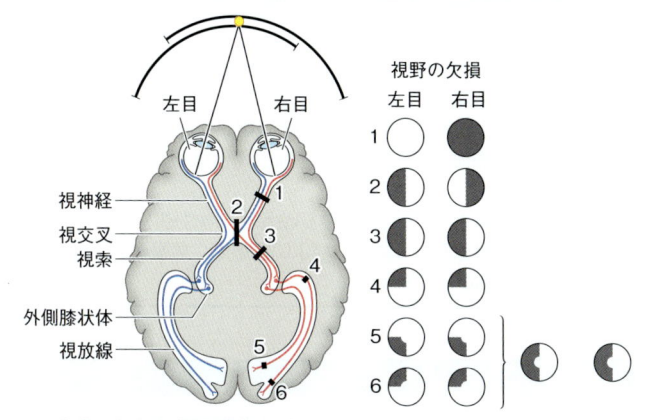

図7 病変の位置と視野障害のパターン

視覚伝導路は網膜に始まり,視神経,視交叉,視索,外側膝状体,視放線を経て大脳視覚野に至る.片眼の網膜,視神経が損傷した場合,損傷を受けた側の視力・視野だけが失われる(1).視交叉から大脳視覚野に至る視覚伝導路を損傷した場合,両眼の左右一方の視野が失われる(同名半盲)(3〜6).下垂体腫瘍や髄膜腫,脳動脈瘤により視交叉が圧迫・障害された場合,交叉する神経線維,つまり両眼の耳側視野の一部が失われることがある(両耳側半盲)(2).

② 診察の仕方

POINT

- 問診では主訴を確認する.
- 眼科の受診歴や手術歴, 使用している点眼薬を確認する.
- 疼痛のために開瞼困難で診察できない場合は点眼麻酔下(ベノキシール®点眼液 0.4%)で検査する.
- 眼圧測定を緊急で行ったほうがよい疾患は, 急性緑内障発作である.
- 細隙灯検査を緊急で行ったほうがよい疾患は, 角膜潰瘍, 穿孔性眼外傷, 眼内異物などである.

総論

- 患者を診察するにあたっては, 眼の最低限の知識と診察技術を身につけておきたい. 診察の手順としては, 問診の後に, 顔面と外眼部の視診をし, 次に細隙灯顕微鏡を用いた眼球・眼瞼の観察を行う. また必要に応じて対光反射, 眼球運動, 視力, 視野, 眼圧, 眼底検査を組み合わせて適宜施行する.

問診

- 主訴が, いつから, どのように生じたかを確認する. 外傷であれば受傷機転についても詳細に聴取する. さらにその他の随伴症状の有無について聞き出す. 既往歴(眼科手術歴を含む)あるいは家族歴が診断の手がかりとなることもあり, 詳細な病歴の問診だけで診断がつくことも少なくない.

顔面と外眼部の視診

- 顔面と外眼部の左右差や, 眼瞼の発赤・腫脹の有無を確認する. 片眼性の眼球突出を疑った場合, 正面からでは左右差がわかりづらいことがあるため, 患者の顔を下に向けて, 頭頂部の方向からのぞきこむように眼球の膨らみの左右差を観察すると, わずかな眼球突出を判断することができる.

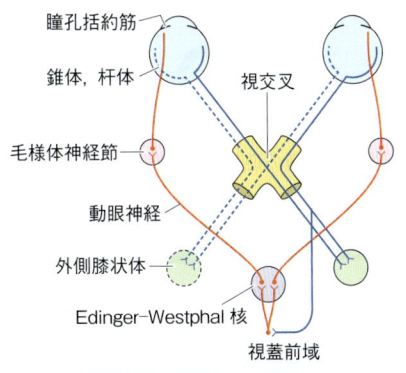

図1 対光反射の反射路

対光反射の反射弓は網膜に始まり，視神経，視索，視蓋前域，両側のEdinger-Westphal核に達し（求心路），動眼神経の一部として毛様体神経節を介して瞳孔括約筋に至る（遠心路）．

● 対光反射

- 一定量以上の光が眼内に入ると縮瞳する反射のことを指す．反射の求心路は，視細胞からの求心線維が視神経，視交叉を通り，外側膝状体の直前で視路から視蓋前域に入り，シナプスをかえてEdinger-Westphal核に入る（図1）．
- 遠心路は動眼神経を経て毛様体神経節に入り，節後線維は短毛様神経として瞳孔括約筋に至る．このように，求心線維は交叉しているため，一方の眼に光が入った場合，その眼に縮瞳が起きる（直接対光反射）と同時に他眼も縮瞳する（間接対光反射）．外側膝状体より中枢の障害では対光反射は障害されない．
- 対光反射と一緒に瞳孔不同を確認したい．動眼神経障害では同側の散瞳を生じ，臨床的には内頸動脈後交通動脈分岐部（IC-PC）の脳動脈瘤を鑑別することが最も重要である．鈍的眼球打撲では瞳孔括約筋の損傷により瞳孔不同と対光反射の減弱を認めることがある（外傷性散瞳）．その他に緑内障発作（中等度散瞳），虹彩炎（縮瞳）や，散瞳薬の片眼点眼による瞳孔不同があるので注意する．

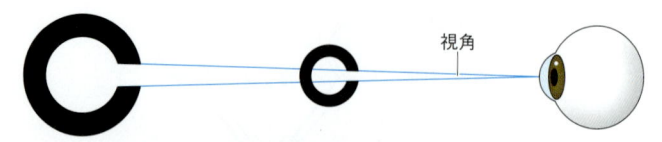

図2 小数視力（視力は視角の逆数で表す）

● 眼球運動検査

- 検者の指先を上下左右に順に動かし、指先を追試させ、運動障害の有無や、特定方向での複視がないかなどを確認する．

● 視力検査

- 最も基本的な視機能の評価法（図2）．日本で用いられる小数視力は視角の逆数を表す．すなわち、視角 1′（= 1/60°）の判別ができるものが視力 1.0 であり、視角 0.5′ の判別ができれば、その逆数で視力は 2.0 となる．
- 正常値は矯正視力で 1.0 以上だが、救急外来においては裸眼・矯正にかかわらず 0.7 以上出ていることを確認できれば、ひとまず視力障害はない、あるいは軽度であり緊急性は低いと判断してよい．
- 一方で、視力 0.1 以下で、指の数がわかる（**指数弁**）、手の動いている方向がわかる（**手動弁**）、強い光を照らされているのがなんとかわかる（**光覚弁**）などは重篤な視力障害と推測され、緊急性が高くなる．

---

memo　直接対光反射の左右差の確認

- 実際の診察では、以下の方法で直接対光反射の左右差を確認することが大切である．一側の視神経または網膜など視交叉より末梢に障害があると、患眼の直接対光反射は間接対光反射より減弱するため、健眼より患眼に光を移すと両眼の瞳孔は散瞳する．次に光を患眼から健眼に移すと、両眼の瞳孔は縮小する．この場合の患眼を Marcus Gunn 瞳孔、あるいは swinging flashlight test 陽性と呼ぶ．

● 視野検査

- 視野とは視線を固定したときに見える範囲を指す．視野は網膜から視覚中枢に至る視路の投影であり，視路の障害部位によって特徴的な視野の異常が認められる．ヒトの視野の広さは耳側に約100°，下側に約70°，鼻側と上側に約60°とされる．
- 眼科外来では視野の広がりと光の感度の分布を調べられる量的視野検査(Goldmann 動的視野検査，Humphrey 静的視野検査など)を行うのが一般的であるが，救急外来では簡易な対座法がゴールデンスタンダードである．
- **対座法**…検者と被検者が同じ目線の高さで向かい合う．右眼を検査するときは，検者は自分の右眼を，被検者は左眼を隠して，お互いの目を注視する．検者は被検者と中間の距離となる平面上で，検者の指先あるいは何らかの視標を動かし，被検者の視野を全方向に確認する(検者の視野が正常であることが前提となる)．

● 眼圧検査

- 眼圧検査は必須ではなく，すべての一般市中病院の救急外来で眼圧を測定することは想定していないため，参考にとどめてほしい．ただ眼圧測定は急性緑内障発作の診断に有用で，高度な眼圧上昇を確認できればすぐに診断がつくため，頭蓋内病変を否定するための頭部 CT が不必要となり，余計な被曝を回避できると考えている．

> **memo** 非眼科医でも簡易的に行える，近見視力表を用いた視力検査法
>
> - 検査は，近視や乱視などの屈折異常を矯正した状態で行うことが望ましいため，被検者が普段から眼鏡をかけていれば装用させる．複数の眼鏡をかけている場合は，老眼鏡(近用眼鏡)を選択すること．
> - 簡易視力検査表(近見視力表)…ポケットサイズの視力表．読書の距離(30〜40 cm)に保持してもらい片目ずつ検査する．大きい文字列から始めて，正しく判読された最も小さい文字列(正答率は 50% 以上とする)を最高視力とする．
> - スマホアプリ…スマートフォンやタブレットでは視力検査のアプリをダウンロードできる．近見視力表と同様に読書の距離で用いる．結果は参考値とする．

- 眼圧とは眼球の硬さ，張りのことを指す．正常値は 10〜21 mmHg で，高い値ほど視神経障害をきたしやすい．40 mmHg 以上では緊急性が高く，ただちに眼科医に相談することが望ましい．
- 軽度から中等度上昇(22〜39 mmHg)では視力低下や痛みを訴えることは少なく，緊急性は高くないため，点眼薬を処方して翌日に眼科を受診させる．眼圧の目安と処方薬について詳しくは ➡ p.163.
- このように眼圧検査は緑内障の診断と緊急性を判断するのに有用である．
- 専門性の高い検査と捉えられがちであるが，下記のような携帯用眼圧計を用いれば，非眼科医でも簡便に高い精度で眼圧を測定することができる．比較のため健側も測定する(各測定器の使用法はインターネット動画サイトで検索可能である)．

アイケア®(Icare アイケアフィンランド社)
- 麻酔薬不要の手持ち眼圧計．プローブの先端部は直径わずか 1.4 mm で，小児や瞼裂の狭い患者でも容易に測定できる．

トノペン®(TonoPen XL　ライカート社)
- 圧平式の眼圧計．測定前に表面麻酔薬を点眼する必要がある．検査のポイントは，上眼瞼をやさしく持ち上げること．患者が強く閉瞼した場合は眼圧が高めに測定されることがある．1日1回キャリブレーションが必要．

● 細隙灯顕微鏡

- 細隙灯顕微鏡とは眼球とその付属器を観察するのに適した生体顕微鏡である．照明機能と拡大機能を装備し，細長い光や円形の光をさまざまな角度から眼に照射することで，眼表面と眼内の組織を詳しく観察することができる．
- 眼科救急疾患では，角膜上皮障害と結膜異物を探すのに大きな威力を発揮する．
- さまざまなメーカーから細隙灯顕微鏡が販売されているが，基本的な構造は共通しているため，ボタンやつまみの配置を覚えてしまえば使用は難しくない．

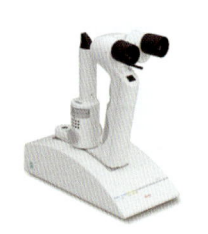

図3　ハンドスリット　　図4　細隙灯顕微鏡

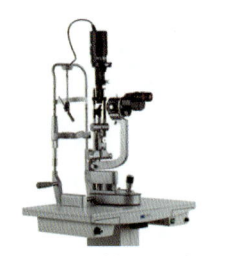

- 卓上の細隙灯顕微鏡と手持ちのハンドスリットがあるが，性能は卓上のほうが圧倒的に高いため，顎台に顔を載せられる患者であれば卓上の細隙灯顕微鏡を選択する．
- 診察の際は患者に眼鏡を外してもらうこと．
- 顎台に顔を載せられない患者（小児やベッドから動けない患者）ではハンドスリットを使用するが，詳細な観察には向かない．

ハンドスリット(KOWA SL15，図3)
- 手持ちの細隙灯顕微鏡．790 g とコンパクトであるために持ち運びやすく，小児や車椅子・ベッド上の患者の診察では役に立つ．
- 非眼科医でも簡単に使用できるが，患者との適切な距離を保つのが難しく像がぶれやすいため，眼球の詳細な観察には向かない．
- 接眼レンズの下のレバーで倍率を選択できるが，通常は弱拡大の10倍のほうが使いやすい．コバルトブルー蛍光フィルターを標準で備える．

細隙灯顕微鏡(Goldmann 型 Haag-Streit BM900，図4)
- 卓上細隙灯顕微鏡．眼表面の観察だけであれば非眼科医でも決して難しくない．細かい使い方に関しては眼科医に習うか，成書を参照されたい．

● 眼底検査

- 眼底を大まかに観察するのには倒像鏡が最も適しているが，非眼科医には使用が難しいため，選択肢は**直像鏡**に限られる(図5)．
- 直像鏡は拡大率が大きく，視神経乳頭を詳細に観察するのに適し

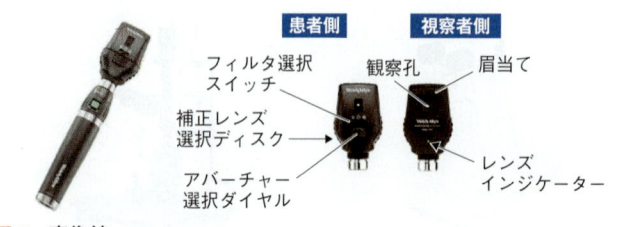

図5 直像鏡

ている．しかし画角が狭いため，多くの眼底病変を観察するのには向いていない．
- 眼科救急疾患では視神経乳頭の観察だけで診断に結びつくことは少なく，直像鏡を用いた眼底検査を行う臨床的意義はそれほど高くない．視神経乳頭の観察を除く眼底検査は眼科医に任せてよい．

③ 眼が赤い（結膜下出血，結膜のうっ血，結膜炎）

POINT

- 充血とは結膜あるいは強膜表面の毛細血管が拡張している状態で，出血とは区別される．充血は眼に炎症が生じていることを示す基本的な徴候である．視力低下や眼痛を伴っていなければ軽症で緊急性は低い．
- 結膜炎には感染性（細菌性，ウイルス性）とアレルギー性がある．かゆみの有無と眼脂の性状に注目して鑑別する．
- 充血の局在と深さに注目する．結膜炎にみられる結膜充血は結膜円蓋部に最も強く角膜輪部に近づくほど弱くなり，また結膜の表層レベルに充血が強い．
- 一方，虹彩毛様体炎や強膜炎にみられる毛様充血は角膜輪部に最も強く，上強膜を中心とする深いレベルに充血が認められる．

● 球結膜下出血

- 結膜の毛細血管が何らかの原因により過度に伸展されて破れることで生じ，球結膜下に赤いしみ状の斑としてみられる．原因不明のほかに，機械的摩擦（目を強く擦った，眼球打撲）や，咳，嘔吐など顔面の静脈圧が上昇するような行為，高度な高血圧などで生じる．
- 自覚症状に乏しいが，出血時に軽い痛みや異物感を訴えることがある．診断は細隙灯顕微鏡検査あるいはペンライトで球結膜が血染色になっていることを観察し，他に所見がないことを確認する．出血は吸収するまで1～2週間を要することが多い．**治療薬は必要ない**．

● 結膜炎 [1]

- 結膜は外界に触れているため，外からの刺激や病原体の感染，アレルゲンの付着により炎症を起こしやすい組織である．**眼脂**と**充血**，または**かゆみ**が症状の主体であれば結膜炎と考える．感染性結膜炎（細菌性，ウイルス性）あるいはアレルギー性結膜炎かを，眼脂の性状とかゆみから鑑別診断する．

- **黄色の粘液膿性の眼脂**であれば**細菌性**を，片眼からはじまる急性両眼の**多量の白色眼脂**であれば**ウイルス性**を，かゆみが主体で**サラサラした眼脂**を認め鼻炎を伴っていれば**アレルギー性**と判断する．
- 診断に迷ったら，主訴が眼脂であれば広域抗菌点眼薬を，主訴がかゆみであれば非ステロイド系の抗アレルギー点眼薬を選択する．
- **細菌性**…罹患するピークは0〜9歳と50歳以上とされており，小児と成人では起因菌が異なる．乳幼児ではインフルエンザ菌が原因となり感冒症状を伴いやすく，学童期では肺炎球菌やブドウ球菌が多い．成人では黄色ブドウ球菌の割合が高い．治療は抗菌点眼薬を処方する(小児であればエコリシン®点眼液，成人であればクラビット®点眼液1.5%など)．性行為感染症(STD)の1つである淋菌性結膜炎は，重症化することからその他の細菌性結膜炎と区別され，大量のクリーム状の濃い眼脂，強い結膜充血，眼瞼腫脹を特徴とする．新生児は産道感染により生後2〜4日で発症する．角膜潰瘍や角膜穿孔に至ることがあるため注意が必要．治療はベストロン®点眼用0.5%の頻回点眼(1時間ごと)の他に，抗菌薬全身投与を考慮する．
- **ウイルス性**…主にアデノウイルスによる結膜感染症である．感染力が強いため注意が必要．流行性角結膜炎の項目(→ p.173)を参照のこと．
- **アレルギー性**…花粉やハウスダストに対する即時型アレルギー．花粉は一年中飛んでおり，代表的なのはスギ(春)，カモガヤ(初夏)，ブタクサ(秋)など．遅延型として薬品(散瞳薬をはじめとする点眼薬，化粧品)などで生じることもある．コンタクトレンズ装用者やアトピー素因に多い．抗アレルギー点眼薬(アレジオン®点眼液0.05%など)が有効である．細隙灯顕微鏡検査にて角膜上皮障害を認めなければ，低濃度のステロイド薬(フルメトロン®点眼液0.1%)を併用してもよい．

虹彩毛様体炎

- 虹彩と毛様体に炎症を生じた状態．ぶどう膜炎に含まれる．原因不明が多いが，外傷性の他に，強直性脊椎炎，炎症性腸疾患，多

発性硬化症などの自己免疫疾患やサルコイドーシス，Behçet病，糖尿病，悪性リンパ腫，感染症(眼科手術後の細菌感染，ヘルペスウイルス，結核ほか)など多岐の疾患に関連して発症する．主な症状は視力低下，羞明，毛様充血，眼痛など．眼脂は認めない．
- 診断は細隙灯顕微鏡にて前房内の炎症所見を確認する(炎症細胞の浮遊，前房水の混濁，前房蓄膿)ことによる．活動性の虹彩毛様体炎では毛様充血を認めることが多い．虹彩毛様体炎を繰り返している患者では，虹彩後癒着により瞳孔の円形が崩れ，対光反射の減弱を認めることがある．
- 治療はステロイド点眼薬(軽症ではフルメトロン®点眼液0.1%1日4回，中等症以上ではリンデロン®点眼液0.1%1日4～8回)により消炎を図る．中等度以上では虹彩後癒着を予防するため散瞳点眼薬(ミドリン®P点眼液1日2回)を併用するが，細隙灯顕微鏡検査で閉塞隅角を否定する必要があり，判断できなければ処方しなくてよい．
- 強い眼痛や顕著な視力低下，高度な眼圧上昇を認める場合はただちに眼科医に相談することが望ましい．そうでなければ翌日以降に眼科を受診させる．

● 上強膜炎

- 角膜輪部付近を中心に，限局した充血を生じる．主な症状は刺激感や異物感で，眼脂は少なく，病変がより深在性の強膜炎と比較して疼痛は自覚されない．
- 多くは原因不明であるが，細菌やウイルスによる感染，あるいは関節リウマチ，全身性エリテマトーデスなどの自己免疫疾患，痛風などに伴って発症する．
- 充血を主体とした上強膜炎は結膜炎から臨床上，鑑別し得ないことがある．治療について，ほとんどの症例は数日～数週間で自然治癒するが，抗菌薬(クラビット®点眼液1.5%)とステロイド薬(フルメトロン®点眼液0.1%)を処方し，翌日以降に眼科に診療依頼する．

● 強膜炎

- 強膜と上強膜の浮腫と細胞浸潤を特徴とする炎症性疾患である．

強膜は血管に乏しく炎症を生じにくい組織であることから，比較的に稀な疾患である．
- 主な症状はサーモンピンク〜暗赤色の限局した充血と強い疼痛で，ときに拍動性の激痛を訴える．眼内にまで炎症が波及し，虹彩毛様体炎や硝子体混濁をきたした場合は視力低下を生じる．
- 片眼性と両眼性があり，原因不明が多いが，自己免疫疾患(関節リウマチ，多発性再発性軟骨炎，Wegener 肉芽腫症，多発性結節性動脈炎，巨細胞性動脈炎など)に関連して発症するほか，感染性や眼科手術後に生じる．
- 強膜炎は炎症の局在によって前部と後部に分けられ，前部の頻度が高い．後部強膜炎は眼球後方の強膜と脈絡膜の肥厚を認めるが，眼科的検査機器を用いないと診断は困難である．
- 治療はステロイド薬を点眼薬と内服で用いることが多い．リンデロン®点眼液 0.1％を処方して，翌日に眼科医に診療依頼する．痛みを強く訴える場合はすぐに眼科医に相談する．

眼窩蜂窩織炎

- ➡ p.175．

内頸動脈海綿静脈洞瘻

- 内頸動脈と海綿静脈洞の異常短絡．片眼性，結膜静脈の拡張，外傷後が多い．

●参考文献
1) 望月清文：各種感染症における抗菌薬の使い方のコツ眼科領域感染症．臨牀と研究 92：185-190, 2015

4 眼が見えない(飛蚊症, 急に視野が狭くなった, 急に見えなくなった)

POINT

- 急性の視力障害は眼科的救急疾患である.「まったく見えない」を含む**高度な視力障害**では, ただちに**眼科医にコンサルテーション**する.
- 片眼性か両眼性かを, 問診中に片眼ずつ隠して確認する. 両眼性(同名性)では視交叉より中枢の頭蓋内病変を疑う(→ p.147 の図7).
- **片眼性の急激な視力障害**:網膜中心動脈閉塞症, 網膜中心静脈閉塞症, 硝子体・網膜出血, 黄斑に及んだ裂孔原性網膜剝離, 球後視神経炎, 内頸動脈閉塞症, 頭部外傷・視神経管骨折など.
- **両眼性の急激な視力障害**:外傷を除くと両眼同時の発症は稀. 一部の視神経炎, 頭部外傷, ヒステリーを含む心身症など.

● 生理的硝子体混濁

- 飛蚊症(視界に浮遊物が見える症状のこと)を訴える. 後部硝子体剝離により生じることが多い. 症状は「クモの巣状」「輪状の混濁」などさまざまに表現され, 光視症を伴うことがある.
- 好発年齢は 40〜60 歳代, 近視眼に多い. そのほとんどは加齢に伴う生理的現象であるため治療の対象にならないが, 網膜剝離の前駆病変である網膜裂孔を併発している場合はレーザー光凝固術を必要とするため, **数日以内**に眼科で散瞳下眼底検査を受けるよう指示する.

● 裂孔原性網膜剝離

- 網膜裂孔の形成により, 感覚網膜が網膜色素上皮層から剝がれた状態. 眼科的に準緊急疾患である. 主な症状は視野欠損で, 網膜剝離が黄斑まで到達すると急激な視力低下をきたす. 問診では「ベール状に黒く欠ける部分が, 視野の周辺部から始まり中央に向かって徐々に拡大したかどうか」を聴取する.
- 典型例では発症の数日〜10 日前に飛蚊症や光視症を自覚する. 診断は散瞳下眼底検査を要するため非眼科医には困難.
- 問診・症状から疑われた場合は**当日〜翌日**に眼科医に診療を依頼

する．治療は強膜バックリング手術あるいは硝子体手術を要する．

● 硝子体出血

- 硝子体腔に出血が貯留した状態を指す．視力障害の程度は出血量によりさまざまである．典型例では「墨汁のようなものが流れた後に，全体的に霞んで見えなくなった」と訴えるが，軽い飛蚊症にとどまることも多い．
- 原因となる疾患では，網膜裂孔，糖尿病網膜症，網膜静脈分枝閉塞症，加齢黄斑変性の頻度が高い．診断は散瞳下の細隙灯顕微鏡と眼底検査によるため，非眼科医には難しい．
- **緊急性は低い**が，著しい視力障害を認める場合は当日～翌日に眼科医に診療を依頼する．

● 網膜中心動脈閉塞症 [1,2]

- 塞栓症・血栓症や血管炎などによる網膜中心動脈の閉塞により発症する．60歳以上で基礎疾患として高血圧，糖尿病，虚血性心疾患，脳梗塞，内頸動脈アテロームのいずれかを有していることが多い．
- 片眼に急性発症し，視野全体の暗黒感を訴える（網膜動脈の一部が閉塞する網膜動脈分枝閉塞症では視野の一部に欠損を認める）．来院時の矯正視力は(0.1)以下のことが多く，重症例では光覚を失う．痛みは伴わない．
- 診断は網膜内層の白濁(cherry red spot)や赤色反射の消失を眼底検査で確認することだが，眼科的検査機器を用いないと診断は困難である．
- 問診から網膜中心動脈閉塞症を強く疑い，なおかつ急性期治療が有効とされる**発症から90分以内の場合はただちに眼科医にコンサルト**する．
- 眼科医に引き継ぐまでは，CO_2貯留による血管拡張作用による塞栓子の末梢側への移動を期待してペーパーバッグ法を行う．
- 治療は前房穿刺，点眼・内服薬による眼圧下降，高濃度酸素投与(95%酸素と5%二酸化炭素の混合)，血管拡張薬(パルクス®静注)，血栓溶解薬(ウロキナーゼ静注)，星状神経節ブロックなどのうち，1つまたは複数を施行する．

● 一過性黒内障[3]

- 数秒〜数分間持続する片眼性または両眼性の視力低下で，その後視力は正常まで回復する．病態は血管攣縮，塞栓症，血栓症などによる眼動脈あるいは脳血管の循環不全とされる．不整脈や姿勢の変化により低灌流状態となることや，脱水症状に起因する過粘稠度の状態でも発症することがある．
- 問診では片眼性か両眼性（同名半盲）かを確認し，一過性脳虚血発作，心疾患の既往や，経口避妊薬の内服の有無を確認する．
- 診察では，対座法による視野検査に加え，施行可能であれば細隙灯顕微鏡検査を行う．多血症，血小板増多症，糖尿病，脂質異常症を除外するために採血を行う．網膜評価や頸動脈エコー，心エコーを行うために**当日〜翌日**に眼科的・内科的診察を依頼する．

● 視神経管骨折

- 頭部・顔面外傷後の視力障害では本疾患を疑う．眼や眼周囲への鈍的外傷に起因する視神経管骨折による視力障害．眉毛部外側を強く打撲したときに視神経管骨折をきたしやすいため，打撲部を詳しく聴取する．瞳孔反応を調べ，対座法による視野検査を行う．
- 頭部および眼窩CT（水平断，冠状断，矢状断は視神経に平行に）により視神経管骨折の有無を検索するが，細かいスライスで撮像しても骨折を確認できないことがある．
- CT検査で視神経管骨折を認め，視力の低下を生じている場合は**緊急手術の適応**であるため，**耳鼻科**専門医に視神経管開放術を依頼する．
- CT検査にて骨折部を同定できない場合は，ステロイドパルス療法を考慮しつつ，眼科医にコンサルトする．

● 滲出型加齢黄斑変性による黄斑部出血

- 50歳以上の高齢者，片眼性で急性発症の中心視野欠損．周辺部の視野は保たれる．視力低下は出血量により異なる．
- 診断は眼科的検査機器を用いないと困難．緊急性は高くないが，

一般的に高齢で全身合併症が多いほど視力予後は不良である．50歳以下に発症した場合は積極的に全身検査をすすめる．

当日〜翌日に眼科医に診療を依頼する．主な治療は抗 VEGF 療法(硝子体注射)である．

● 視神経炎(球後視神経炎)

- 数時間(まれ)〜数日の間に増悪する視力障害．ほとんどは片眼性で 18〜45 歳に好発する．症状は視力低下，中心暗点，傍中心暗点，水平半盲などの他に眼深部痛，ときに眼球運動痛を生じる．
- 原因は特発性の他に多発性硬化症，視神経脊髄炎，隣接する髄膜や副鼻腔の炎症の波及，肉芽腫性炎症(サルコイドーシス，結核など)により発症する．当日〜翌日に眼科医に診療を依頼する．診断は専門的であり眼科医に任せる．

●参考文献
1) 門屋講司，他：網膜中心動脈閉塞症の臨床的特徴．臨床眼科 64：945-947, 2010
2) Cugati S, et al：Treatment options for central retinal artery occlusion. Curr Treat Options Neurol 15：63-77, 2013
3) 大阪大学眼科翻訳研究会(訳), Benson WE, et al(著)：一過性黒内障. Rhee DJ, et al(著)(編)：ウィルズ・アイ・ホスピタル眼科診療のための診断治療マニュアル, pp304-305, メジカルビュー社, 2002

5 緑内障（救急外来でできる診断方法は？ ただちにコンサルトが望ましい？）

POINT

- 急性緑内障発作では，急激に眼圧が上昇し，著明な充血と視力障害を生じる．頭痛・嘔気などの症状を伴うことがあるため，頭蓋内疾患や胃腸障害と誤診されることがある．
- 中高年の女性で，片眼性の充血，瞳孔の中等度散大，対光反射減弱，前房の消失，角膜上皮浮腫をみたら急性緑内障発作を疑う．
- 眼圧測定は鑑別診断と緊急性を判断するのに有用である．眼圧の正常値は 10〜21 mmHg．40 mmHg 以上で緊急性が高い．眼科医でなくても眼圧を簡便に測定できる検査機器（アイケア®，トノペン®）が市販化されている．両眼の眼圧を測定して左右差を確認する．
- 眼圧が測定できない場合は眼瞼上から眼球を触診し，硬さを確認して，石のように硬ければ眼圧上昇と判断して，眼科医へのコンサルトが望ましい[1]．

● 総論[2]

- 緑内障は主として眼圧が高いことにより視神経が障害される疾患で，進行例では視野欠損や視力低下を生じる．日本には 350 万人以上の緑内障の患者がいると推定され，一般的に緑内障は加齢性疾患であることから 40 歳以上の中高年に多くみられる疾患である（40 歳以上の緑内障有病率は 5.0％）．
- 緑内障にはさまざまな病型が存在し，ほとんどは緩徐に進行する慢性疾患であるが，救急外来で最も注意すべきは急激な眼圧上昇をきたす急性緑内障発作（急性閉塞隅角緑内障）である．適切な治療を行わなければ数日以内に重篤な視機能障害を残し，ときに一晩で失明に至ることもある．急性緑内障発作を診断したときはただちに眼科医に診療を依頼する．
- また，短期間に高度な眼圧上昇をきたすその他の眼疾患を含む「広義の」急性緑内障発作には，水晶体融解緑内障，血管新生緑内障，ぶどう膜炎に起因する眼圧上昇，悪性緑内障（毛様体ブロック緑内障）などが含まれる．
- いずれの病型の緑内障においても，眼圧が上昇していた場合は，

表1 眼圧のレベルと疼痛・緊急度

眼圧 (mmHg)	症状	想定される眼疾患	治療	緊急性
1〜5	視力低下	・緑内障術後早期 ・穿孔性眼外傷 ・眼球破裂	・経過観察 ・穿孔性眼外傷, 眼球破裂であれば手術	穿孔性眼外傷であればただちに
6〜9	(網膜剥離であれば飛蚊症, 視野欠損など)	・レーシック術後 ・裂孔原性網膜剥離	網膜剥離であれば手術	網膜剥離が疑われれば**翌日以降に**眼科受診
10〜21	なし	正常範囲内	必要なし	なし
22〜39	無症状, あるいは軽度の眼痛・頭痛, 視力低下など	・続発緑内障(虹彩炎, 内眼手術後の一過性眼圧上昇など) ・開放隅角緑内障	緑内障点眼(1剤)	**一週間以内**に眼科受診
40〜80	充血, 眼痛, 頭痛, 視力低下	・急性緑内障発作 ・水晶体融解緑内障 ・血管新生緑内障	・緑内障点眼薬(2〜3剤) ・高浸透圧薬 ・(病型に応じて)レーザー周辺虹彩切開術, 白内障手術, 観血的周辺虹彩切開術など	ただちに点眼薬に反応して眼圧下降が得られた場合は当日から翌日

速やかに眼圧を下降させることが大切である(表1). 眼圧上昇が高度であるほど短期間に視神経を障害して不可逆性の重篤な視機能障害を残す.

● 急性緑内障発作

- 白内障の進行に伴い虹彩が前方移動し, 瞳孔ブロックにより隅角が閉塞した結果, 急激に眼圧が上昇することで(40〜80 mmHg), 激しい眼痛や頭痛, 視力低下などの視機能障害, 角膜浮腫, 充血, 流涙などの眼瞼症状と吐き気, 嘔吐などの胃腸症状を伴って急性に発症する.
- 典型例では遠視眼に発症し, 中高年以上の女性に多い. 細隙灯顕微鏡検査にて前房の消失, 角膜上皮浮腫を認める. 急性緑内障を疑ったら眼科医にただちに診療依頼を行う. 眼科医が到着するまでの間, p.165, 166の薬物療法(点眼薬①〜④のいずれかと高浸透

圧薬の静注）を開始して縮瞳により瞳孔ブロックの解除を試みると同時に眼圧下降を図る．

● 水晶体融解緑内障

- 水晶体が過熟白内障となり，水晶体嚢を通過して遊出した水晶体蛋白が線維柱帯流出路を閉塞させることで発症する．症状は急激な片眼の眼痛，充血，視力低下，流涙などを呈する．隅角は開放している．
- 細隙灯顕微鏡検査では白色物質や虹色の粒子を前房内に認め，眼圧を測定すると著しく高眼圧（40 mmHg〜）であることが多い．まずは p.165, 166 の薬物療法（点眼薬②〜④のいずれか）を開始する．
- 成熟白内障に対して水晶体摘出術を施行する必要があるため，**当日〜翌日**に眼科医に診療を依頼する．

● 血管新生緑内障

- 線維柱帯が新生血管により物理的に閉塞することによる眼圧上昇．虚血性眼疾患に続発し，レーザー治療の不十分な糖尿病網膜症や網膜中心静脈閉塞症，眼虚血症候群などに発症する．眼圧は 40 mmHg 以上と高度に上昇していることが多い．
- 主な症状は視力低下と充血で，細隙灯顕微鏡検査にて，角膜上皮浮腫や虹彩表面に異常な新生血管が認められる．治療は p.165, 166 の薬物療法（点眼薬③，④のいずれか）を開始し，**当日〜翌日**に眼科医に診療を依頼する．その後は網膜レーザー光凝固術，抗VEGF 療法，硝子体手術の適応となることが多い．

● 薬物治療[3]

▍点眼薬

①縮瞳薬（サンピロ®点眼液 2%）…閉塞隅角の急性緑内障発作の場合に用いる．頻回に点眼する（3 分ごとに 5〜10 回）．
②ステロイド点眼薬（リンデロン®点眼液 0.1%，4〜6 回/日）
③β遮断薬（チモプトール®点眼液 0.5%，2 回/日）…房水産生を抑制することで眼圧下降を期待できる．救急外来で処方する眼圧下降薬のなかでは第 1 選択薬であるが，喘息や慢性閉塞性肺疾患

(COPD),心臓ブロック,うっ血性心不全の患者に使用してはならない.現在はβ遮断薬と炭酸脱水素酵素阻害薬との合剤(コソプト®配合点眼液,2回/日)が市販化されており,単剤で強力に眼圧を下降させたいときは処方を考慮する.

④**炭酸脱水素酵素阻害薬(トルソプト®点眼液1%,3回/日)**…房水産生を抑制する.代謝性アシドーシス,低カリウム血症,胃腸症状などの全身副作用は内服薬(ダイアモックス®錠)と同じであるが,点眼薬では全身に吸収されても微量であるため臨床上ほとんど問題にはならない.

高浸透圧薬

- 眼圧が40 mmHgを超えているときに点滴を考慮する.マンニトール®注射液またはグリセオール®注射液500 mLを急速(約1時間)に点滴静注する.
- 短時間に眼圧下降を期待できるが,全身や中枢神経も脱水するため,口渇や頭痛を訴え,脱水症状が強いと高浸透圧性昏睡の重篤な合併症を生じることがある.
- 嘔吐などで脱水がある患者や腎・心臓疾患のある患者には使用を控えるか,慎重に投与を行う.

●参考文献

1) 出田真二:眼科救急.相川直樹(監):救急レジデントマニュアル第5版,pp365-368,医学書院,2013
2) Yamamoto T, et al : The Tajimi Study report 2 : prevalence of primary angle closure and secondary glaucoma in Japanese population. Ophthalmology 112 : 1661-1669, 2005
3) 三木弘彦:急性緑内障発作.三木徳彦,他(編):眼科救急処置マニュアル,pp88-96,南江堂,1993

6 眼の違和感や痛み（異物，角膜損傷）

POINT

- 問診では痛みの位置の特定に努める．異物などによる角膜上皮障害であれば「目がゴロゴロして開けられない」「涙がたくさん出る」などの痛みを訴える．虹彩毛様体炎などにより眼表面近くに炎症があれば「光がしみる（痛む），まぶしい」などと訴える．それ以外の疾患では眼深部痛であり，「目の奥が痛い」「ズキズキする」といった訴えになる[1]．

総論

- 痛みの位置を詳しく問診する（表1）．瞬目による痛みや異物感を訴えた場合，ほとんどは角結膜疾患か眼瞼疾患であるため，眼表

表1　眼の違和感や痛みの原因

眼の異物感の原因	・角膜異物，結膜異物 ・角膜上皮炎，再発性角膜上皮びらん ・角膜潰瘍 ・角膜化学外傷 ・角膜乾燥症（ドライアイ，Sjögren症候群を含む） ・睫毛乱生症，睫毛内反症 ・上強膜炎
眼窩または球後の痛みの原因	・虹彩毛様体炎 ・眼窩内の炎症 ・帯状ヘルペスの始まり ・三叉神経痛
眼の痛みの原因	・眼瞼炎，麦粒腫 ・角膜異物，角膜潰瘍 ・強膜炎 ・虹彩毛様体炎 ・眼窩蜂窩織炎 ・涙嚢炎 ・涙腺炎
頭痛を伴う眼の痛みの原因	・片頭痛…閃輝性暗点 ・急性緑内障発作…急激な眼圧上昇に伴う眼痛（眼圧が急激に上昇して40 mmHgを超えると頭痛や嘔気を伴うことがある）

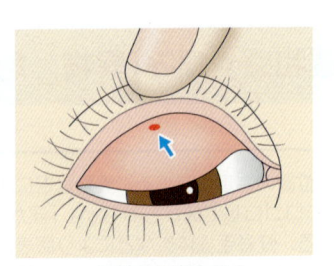

図1　上眼瞼の翻転の仕方

面を詳しく診察する．症状の原因としてコンタクトレンズの不適切な使用が多いため，コンタクトレンズの装用歴は必ず確認したい．
- 異物感はないが，眼球に痛みや羞明感が強く，充血が伴っている場合は，まず虹彩毛様体炎（ぶどう膜疾患）を疑う．
- 眼の奥の痛みや頭痛を伴っていたら，眼圧上昇，片頭痛，副鼻腔炎，巨細胞性動脈炎，群発頭痛などを考慮する．
- 神経学的所見を伴っていたら，Tolosa-Hunt 症候群，副鼻腔炎，脳血管障害，三叉神経痛，群発頭痛などを考慮する．

● 眼の違和感

異物感
- 実際は異物がないことがほとんどで，眼瞼結膜や眼球結膜などの異常を「異物感」と感じて受診することが多い．問診では異物感がいつから生じ，また症状が発生したときに何をしていたか，まばたきと異物感が連動しているかどうかを聞き出す．上眼瞼裏の異物溝に異物が挟まっていることもあるので，上眼瞼を翻転して確認する（図1）．異物の存在が明らかであれば眼科用鑷子や綿棒などを用いて除去する．なお，フルオレセイン染色は角膜上皮障害の有無の判定に有用であるが，非専門医には敷居が高い．

上眼瞼の翻転の仕方（図1）
- 被検者には内下方視をしてもらう．
- 上眼瞼縁（あるいは睫毛）を指でつまんで下に引っ張る．
- 上眼瞼内の瞼板をひっくり返すつもりで，上眼瞼縁を持ち上げつ

つ，上眼瞼中央を人差し指で押し込む．
- 翻転が戻らないように眼瞼縁を指で支え，異物溝を観察する．

● 角膜損傷

- 「レンズを外さないまま就寝した」など，コンタクトレンズの不適切な使用による角膜上皮障害では，角膜全体に細かい傷がついていることが多い．

▍角膜上皮剝離

- 外傷により角膜の最表層の角膜上皮が剝離した状態．角膜上皮には三叉神経の知覚神経終末が多く集まっており，角膜上皮剝離により神経末端が露出すると眼が開けていられなくなるほどの疼痛と流涙を訴える．
- 発症機転はコンタクトレンズの着脱に失敗した，爪で引っ掻いた，紙などが目に入った，など．治療はヒアレイン®点眼液 0.1％と，感染予防のために抗菌薬クラビット®点眼液 1.5％を処方する．疼痛が強ければ圧迫眼帯をする．

▍再発性角膜上皮びらん

- 涙液量の減少する就寝中に眼瞼と角膜上皮の摩擦が大きくなり，起床時に開瞼とともに角膜上皮がずれることにより発症する．空気の乾燥する冬場に多くみられ，片眼性の激しい痛みと流涙，充血を訴える．再発性であるため本症の既往がないかを問診する．
- 細隙灯顕微鏡では所見に乏しいことがあるため，問診が診断の決め手となる．治療はヒアレイン®点眼液 0.1％を処方し，タリビッド®眼軟膏 0.3％を就寝前に点入する．激痛は 2～3 日持続することを説明し，翌日以降に眼科を受診させる．

▍角膜化学外傷

- 何らかの化学物質(洗剤，有機溶剤，パーマ液など)が誤って眼に飛入することで受傷する．ほとんどは軽症例にとどまり，後遺症を残さずに回復するが，**アルカリ性の物質は組織深達性が高く**，受傷直後に充血や痛みを感じにくいため重症化しやすい．瘢痕期に眼球とまぶたの癒着や，角膜混濁などの後遺症を残し失明状態

- に至ることもある.
- 身近なアルカリ性物質は**洗剤，チョーク(石灰)の粉末**など．一方で酸性物質は充血と灼熱感を生じるが，酸による蛋白質の変性・凝固はバリアを形成し，角膜実質への浸透を妨げるため重篤には至らない．ただしフッ化水素酸だけは例外で角膜を腐食する危険な毒物とされる．
- 水以外の液体が眼に飛入した場合は，まず洗眼することが大切である．患者から電話連絡で相談を受けたら，ただちに流水(水道水)で10分以上の洗眼をするように指示する．水を張った洗面器に顔をつけて瞬目を繰り返す方法でもよい．
- 直接来院され，洗眼が済んでいない場合は，すぐに洗眼を開始する．生理食塩水または乳酸リンゲル液を点滴ラインにつなぎ，持続的に2L以上洗眼する．洗眼中は眼球を上下左右に動かして結膜囊の薬物もしっかり洗い流すように心掛ける．
- 5分間待ってからpHをチェックし，pHが7.0〜7.5の範囲に収まらなければ洗眼を追加する．検尿用の試験紙(テステープ®)などを用いればよい．pH試験紙によっては酸性またはアルカリ性に傾きやすいものがあるため，対眼のpHと比較する．
- 結膜囊内の異物の残留に注意し，細隙灯顕微鏡検査では角膜上皮欠損の有無，角膜実質混濁，角膜浮腫，前房深度，炎症所見の有無を評価する．
- 強アルカリ性の角膜化学外傷ではただちに眼科医に診療を依頼する．

● 電気性眼炎 [2)]

- 溶接光，殺菌灯などの紫外線による角結膜上皮障害である．保護ゴーグルをせずにアーク溶接した場合など，人工的な紫外線に曝露されることで発症する．冬山登山やスキーで紫外線を浴びて生じる角膜炎，いわゆる雪眼炎(雪目)と基本的な病態は同じである．
- 紫外線曝露後5〜10時間の潜伏期をおいて発症するのが特徴で，症状として著明な眼痛，異物感，羞明，充血，流涙を認めることが多い．問診により受診当日の紫外線曝露の有無を明らかにすることが診断につながる．
- 疼痛のために開瞼が困難な場合，点眼麻酔(ベノキシール®点眼

液0.4％)をしてから診察する．細隙灯顕微鏡検査ではフルオレセイン染色して角膜上皮障害の程度を評価する．
- 典型的には微小な点状表層角膜炎を角膜全体にびまん性に認める．治療は二次感染予防のために抗菌薬(クラビット®点眼液1.5％)と角膜上皮再生のためにヒアルロン酸点眼薬(ヒアレイン®点眼液0.1％)を処方する．疼痛を強く訴える場合は，眼軟膏(タリビッド®眼軟膏)を点入し，さらに消炎鎮痛薬を処方する．
- 点眼麻酔薬(ベノキシール®点眼液0.4％)は角膜上皮の再生を阻害するため，検査時以外の使用は禁忌で，患者から希望があっても処方してはならない．翌日以降に眼科の受診を指示する．

結膜裂傷

- 外傷により結膜が断裂し，Tenon囊(結合組織)や強膜が露出した状態．受傷機転は木の枝や子どもの指が目に入ったなど．細隙灯顕微鏡検査にてフルオレセイン染色すると結膜欠損部位が認められる．裂傷部位によっては結膜血管の断裂により眼から流血していることもある．
- 患者の自覚症状はさまざまで，結膜裂傷だけであれば視力低下を訴えることは少ないが，角膜上皮障害を同時に認めると疼痛のために開眼困難となり，視力低下を認めることもある．
- 裂傷が1cm未満であれば通常，縫合の必要はない．処置が必要な場合は手術顕微鏡下で縫合することが望ましい．一両日以内に眼科を受診させる．

角膜異物[3]

- 角膜上皮または角膜実質に異物が刺さった状態．鉄片が代表的であるが，砂粒，植物片，コンクリート片などのこともある．症状は飛入直後から異物感，疼痛，充血など．診察では，細隙灯顕微鏡検査にて異物とその位置を確認する．開瞼困難な場合は点眼麻酔(ベノキシール®点眼液0.4％)を行う．
- 鉄片では，急速に周囲に鉄錆を形成するため，速やかに取り除く必要がある．角膜全層の切創が疑われる場合はただちに眼科医にコンサルトする(→ p.183)．
- 治療について，角膜鉄片異物では，点眼麻酔を行い，注射針ある

いは眼科用鑷子で鉄片を除去する．周囲の鉄錆を含めて完全に取り除くことが望ましいため，取り切れない場合は一両日以内に眼科医にコンサルトする．処置が終了したら軟膏（タリビッド®眼軟膏0.3％）を点入し，広域抗菌薬（クラビット®点眼液1.5％）を処方する．

● 参考文献

1) 出田真二：眼科救急．相川直樹（監）：救急レジデントマニュアル第5版，pp365-368，医学書院，2013
2) 髙村浩：電気性眼炎．田野保雄，他（編）：今日の眼疾患治療指針，p563，医学書院，2007
3) 松原稔：角膜異物．田野保雄，他（編）：今日の眼疾患治療指針，pp561-562，医学書院，2007
4) Morgan PB, et al : Incidence of keratitis of varying severity among contact lens wearers. Br J Ophthalmol 89：430-436, 2005

memo コンタクトレンズと頻度の高いトラブル

- コンタクトレンズ（CL）は装用様式により終日装用（朝はめて夜寝る前に外す）と，連続装用（寝ている間もつけっぱなし）に分類される．
- また，CLは素材・形状により装用感のよいソフトコンタクトレンズ（SCL）と乱視の矯正に優れるハードコンタクトレンズ（HCL）に分類される．
- わが国では終日装用SCLのシェアが高い．1日使い捨て連続装用CL以外では毎日のケア（洗浄とCLケースに保存）が必要となる．
- 重篤な視力障害を生じる頻度が少ないという観点からは，HCLと1日使い捨てSCLの安全性が高いと考えられている[4]．
- そのほか，特殊なレンズとしておしゃれを目的としたカラーコンタクトレンズ，屈折矯正の目的で睡眠時に装用するオルソケラトロジーなどがある．
- 「CLが外せない，破れた，見つからない」では，すでに外れていることが多いが，眼表面と結膜をよく観察する．上眼瞼を翻転するとCLの破片が見つかることがある．眼瞼結膜と眼球結膜の間は結膜嚢で行き止まりになっている．仮に見つからなくても眼球の裏側までCLが入ることはないことを説明する．

7 眼の感染症〔ものもらい(麦粒腫),流行性角結膜炎など〕

POINT

- 片眼から両眼に移行した結膜炎で,起床時に眼が開けられないほど多量かつ白色の眼脂を認めるときは流行性角結膜炎を強く疑う.
- 流行性角結膜炎を疑う患者を診察する際は手袋着用を励行する.感染拡大を防止するため,患者が触れたものはすべて70%アルコール液または次亜塩素酸ナトリウム液で清拭し,検査に使用した点眼薬は他の患者用と区別する.
- 眼窩蜂窩織炎は稀ながら眼科的緊急疾患である.初期から大量に抗菌薬を全身投与する.

● ものもらい(麦粒腫,霰粒腫)

- 麦粒腫および霰粒腫では眼瞼に限局性腫脹を発症する.
- **麦粒腫**は脂腺や汗腺の急性化膿性炎症により生じ,起因菌はほとんどが黄色ブドウ球菌である.主な症状は眼瞼縁の発赤・疼痛,圧痛で,その徴候は睫毛部の小さな黄色の膿点で,その周囲に充血,硬結,浮腫を認める.表面が自潰して排膿すると疼痛が緩和され急速に回復に向かう.
- **霰粒腫**は meibomian 腺梗塞により生じ,慢性的な炎症が持続した結果,眼瞼内に肉芽腫が形成される.麦粒腫と異なり感染症ではない.主な症状は眼瞼の腫脹と異物感で,圧痛は認めない.
- 発症初期の状態では臨床的に両者を区別することは困難なことがある.治療は抗菌点眼薬(クラビット®点眼液1.5%)やステロイド点眼液(フルメトロン®点眼液0.1%)に加えて抗菌薬軟膏(タリビッド®眼軟膏),抗菌薬内服(メイアクト®錠など)の処方を考慮する.緊急性はなく,1週間以内に眼科を受診させる.

● 流行性角結膜炎(EKC:epidemic keratoconjunctivitis)

- 主にアデノウイルスによる角結膜炎で,いわゆる「はやり目」である.流行性角結膜炎を発症した患者との間接的な接触,主として手を介した接触により感染する.

- アデノウイルスは種々の物理的条件に抵抗性が高く，かつ感染力が強いため，院内感染の原因ウイルスとなる．梅雨〜夏期に流行する．
- 7日前後の潜伏期間を経て，片眼の異物感，流涙，多量の眼脂で急に発症する．数日後に眼瞼結膜が腫脹・充血し，他眼にも発症する．7日目頃から症状の改善を示し，約2週間で治癒する．重症例では，発症数日後から上眼瞼結膜に偽膜(炎症産物)を生じ，角膜上皮が剥離し激痛を伴うことがある．
- 診断にはウイルス抗原検出キット(アデノチェック)が有用であるが，検出率は50〜70％にとどまり偽陰性が多いことに注意する．
- 治療は混合感染を予防するために抗菌薬(クラビット®点眼液1.5％)を処方し，弱めのステロイド(フルメトロン®点眼液0.1％)を併用する．
- 疑い例を含む患者への説明では，手指衛生を徹底させ，眼分泌物(眼脂，涙液)に触れた後は石鹸を用いて流水でウイルスをしっかりと洗い流すように指示する．また家族とはタオルや点眼薬を共有しないようにし，入浴の順番を最後にするように指導する．有職者(特に医療従事者)では症状が治まるまで休職をすすめる．

● 角膜潰瘍

- 何らかの原因で角膜上皮と実質が欠損した状態．そのほとんどは感染性で，細菌性が65〜90％を占め，残りは真菌性，ウイルス性，アカントアメーバが含まれる．主な起因菌は連鎖球菌属，黄色ブドウ球菌，緑膿菌である．
- 感染性の角膜潰瘍では外傷的要因により角膜上皮バリアの破綻が生じていることが前提で，小さな角膜異物やコンタクトレンズ装用をきっかけとした些細な角膜上皮障害であっても病原体の侵入を許し，角膜潰瘍の発症につながる．
- コンタクトレンズの不適切な使用(終日装用を守らない，レンズケースを洗浄しない，インターネットで購入した品質の落ちるカラーコンタクトレンズを友達と貸し借りするなど)による発症が多い．
- 診断は細隙灯顕微鏡にて角膜中央部付近に，クリーム状の眼脂が付着した角膜上皮・実質欠損部を認めることにより判断する．

- 治療は眼脂の培養・薬剤感受性検査を提出した後，抗菌点眼薬（クラビット®点眼液 1.5%の単剤，あるいはベストロン®点眼用 0.5%を併用）の頻回点眼（1 時間ごと）と眼軟膏点入（タリビッド®眼軟膏，就寝時）を基本とし，重症例では抗菌薬全身投与を考慮する．眼科的に準緊急疾患であるため，一両日以内に眼科医に相談する．
- 非感染性の角膜潰瘍には関節リウマチに伴う角膜潰瘍や自己免疫疾患と関連のない Mooren 潰瘍などが含まれる．これらの潰瘍は角膜輪部にみられ眼脂が少ないことで感染性と鑑別できることが多い．
- 角膜潰瘍では，角膜菲薄化が進行した結果，角膜穿孔に至ることがある．細隙灯顕微鏡検査にて前房の消失を見た場合はただちに眼科医に相談する．

● 眼窩蜂窩織炎 [1,2]

- 眼窩内および眼球周囲軟部組織に生じる急性化膿性炎症で，比較的稀な疾患である．そのほとんどは細菌性で，感染経路は周囲組織からの炎症の波及（副鼻腔炎，涙嚢炎，眼内炎，眼窩壁骨折，歯性炎症）もしくは菌血症から感染し，原因は副鼻腔炎（篩骨洞炎）が最多である．発症年齢は小児と 40 歳代の二峰性を示す．
- 眼窩蜂窩織炎では重症化すると**急速に炎症が周囲に波及して失明・死亡**に至ることもあり，早期から強力な治療を開始することが肝要である．
- 主な症状は強い眼瞼発赤・腫脹，結膜充血，膿性眼脂，発熱・悪心，眼球突出，眼球運動痛，眼窩部痛であるが，重症例では複視，眼球運動制限，視力低下を認める．
- 診断は臨床所見と血液データ（白血球増多，CRP 上昇，赤沈亢進）を参考にし，重症例では画像検査（CT）を考慮する．眼窩 CT にて境界不鮮明な高吸収域を示す炎症病巣の広がりを評価するとともに，副鼻腔炎や眼窩壁骨折，眼窩内膿瘍の有無を検索する．
- 起因菌はブドウ球菌属が最多で，連鎖球菌属，インフルエンザ菌（小児），グラム陰性桿菌が含まれる．
- 治療はほとんどの場合において入院加療が必要となり，想定される起因菌のすべてをカバーするように広域抗菌薬を大量投与し，状態が明らかに改善するまで継続する．入院歴や手術歴，抗菌薬

投与歴からMRSAが否定できない場合はバンコマイシンを追加する．

> **処方例**
>
> [成人]
> ①サワシリン®錠(250 mg)　1回1錠　1日3〜4回
> ②メロペン®注　1回1g　1日3回　点滴静注
> ③ロセフィン®注　1回2g　1日1回　点滴静注
> ④バンコマイシン®注　1回1g　1日2回　点滴静注
> 　以上①〜③を単独，MRSAが疑わしい場合は④を追加．

● 急性涙嚢炎 [1]

- 慢性涙嚢炎の炎症が涙嚢周囲の蜂窩織に波及したもの．主な症状は，内眼角部から下眼瞼に及ぶ発赤・腫脹と疼痛で，その他に流涙，膿性眼脂，発熱などを認める．以前にも本症を起こしたことはないかを問診する．
- 診察では，涙嚢の上を綿棒などで軽く圧迫すると涙点から粘液性や膿性の分泌物が出てくる．通水試験は控えること．急性涙嚢炎は結膜炎と眼窩蜂窩織炎から鑑別されなくてはいけないが，両者と混在することもある．
- 原因としては鼻涙管閉塞，涙石，鼻や副鼻腔の手術，外傷など．起因菌はブドウ球菌属(MRSAを含む)，連鎖球菌属，緑膿菌が多い．
- 血液検査で炎症反応(白血球増多，CRP上昇，赤沈亢進)を確認する．
- 治療は発熱がなく全身状態が良好の軽症例では抗菌薬の全身投与を行う．発熱があり急性発症の場合は眼窩蜂窩織炎に移行するおそれがあるため眼科医に相談し入院加療を考慮する．高齢者や免

> **処方例**
>
> ①ケフレックス®カプセル(250 mg)　1回2カプセル　1日4回
> ②モダシン®注　1回2g　1日2回　点滴静注
> ③マキシピーム®注　1回2g　1日2回　点滴静注　または，
> 　メロペン®注　1回1g　1日3回　点滴静注
> 　以上①を軽症例に，②〜③を重症例に単独．

● 急性涙腺炎

- 上眼瞼の外方 1/3 にある涙囊の急性の炎症・腫脹. 流行性耳下腺炎や扁桃炎などに併発しウイルスや細菌感染によって引き起こされるものは両眼性が多い. 一方で麦粒腫などの局所感染の炎症が波及したものは片眼性となる. 主な症状は眼瞼腫脹と涙腺部の圧痛である. 細菌性が疑われる場合は抗菌薬の全身投与を行う.

●参考文献
1) 望月清文：各種感染症における抗菌薬の使い方のコツ　眼科領域感染症. 臨牀と研究 92：185-190, 2015
2) 藤島浩, 他：慶大眼科における眼窩蜂窩織炎の統計的観察. 眼紀 42：268-272, 1991

⑧ 外傷

POINT
- 緊急性のある外傷は眼球破裂などの穿孔性眼外傷，視神経管骨折，筋の嵌頓した眼窩底骨折である．
- 内眼角部の眼瞼裂傷では涙小管断裂を疑う．**眼瞼と涙小管の整復に緊急性はない**．翌日以降に専門医に任せる．

● 眼瞼裂傷 [1)]

(➡ p.14)

- 眼瞼を含む軟部組織は外傷により損傷されやすい．眼瞼裂傷では皮膚・眼輪筋・瞼板のどの層まで到達しているかで処置が異なるため，直視下あるいは細隙灯顕微鏡で評価する．
- 治療は裂傷が皮膚に限局していて皮膚線に並行な場合はテーピングでよい．皮膚線に垂直な場合は6-0や7-0ナイロンを用いて皮膚のみ縫合する．深層に及んだ場合は各層（皮膚，眼輪筋，瞼板）ごとに修復を行うが，眼科医もしくは形成外科医に任せてよい．
- 通常は瞼板，眼輪筋，皮膚の順番に縫合し，裂傷が瞼縁に及んでいた場合は睫毛の毛根が正確に合うように縫合するが，いい加減な縫合を行うと瘢痕により眼瞼の形が崩れて整容的な再建が困難になることがあるので，自信がなければ専門医に委ねる．
- 縫合自体は翌日でも構わないので，眼表面が乾燥しないように抗菌薬軟膏（タリビッド®眼軟膏）を塗布したうえでガーゼを当てて，翌日以降に専門医に処置を依頼する．

● 涙小管断裂 [2)]

- 正常な涙の排出は涙点，涙小管，涙囊，鼻涙管，鼻腔と流れることで保たれている（図1）．このうちの涙小管は涙道の一部を形成する細い管で，涙小管断裂とは外傷による涙小管の損傷を指す．
- 眼瞼裂傷と同時に涙小管が傷害を受けることが多く，拳で殴られるような鈍的な外傷によっても眼瞼に強い張力が働くことで生じうる．

図1 涙器（左眼）

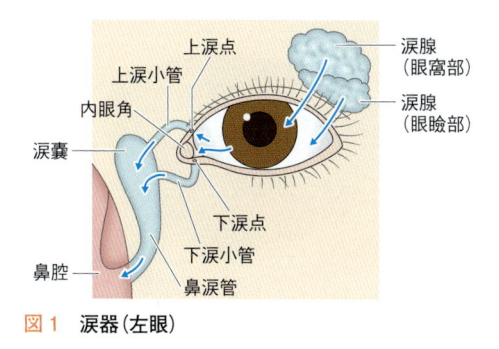

- 多発外傷の場合は眼球とその付属器に複数の障害を生じることが多く，外傷直後の眼瞼が腫れた状態で正確に診断することは困難なこともあるが，涙小管断裂は正しく整復されなければ流涙が残るため，的確に診断して専門医に引き継ぐことが肝要である．
- 診察では涙小管走行部と思われるところを直視下で観察し断端部を丹念に検索する．疑わしいときは涙点から通水色素試験を行って断端を確認する．
- 治療について，涙小管断裂の整復に**緊急性はないため**，後日眼科受診でよい．眼球自体に障害がなければ，受傷から3日以内に整復できればよく，専門医（眼科医や形成外科医）に任せる．裂傷周囲の浮腫が消退傾向を示す36〜48時間後に手術をしたほうが涙小管断端を見つけやすいとの報告もある．

視神経管骨折

- 頭部・顔面外傷後の視力障害では本疾患を疑う．眼や眼周囲への鈍的外傷に起因する視神経管骨折による視力障害．眉毛部外側を強く打撲したときに視神経管骨折をきたしやすいため，打撲部を詳しく聴取する．瞳孔反応を調べ，対座法による視野検査を行う．患側の直接対光反射は消失するが，動眼神経の障害はないため間接対光反射は保たれる．
- 頭部および眼窩CT（水平断，冠状断，矢状断は視神経に平行に）により視神経管骨折の有無を検索するが，細かいスライスで撮像しても骨折を確認できないことがある．CT検査で視神経管骨折

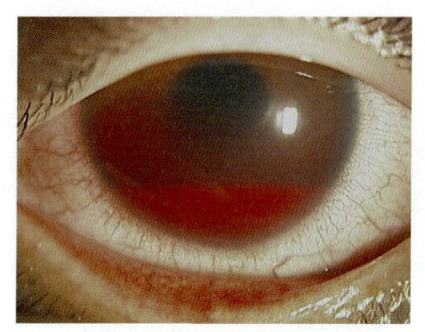

図2 前房に1/4の出血を認め，ニボーを形成している

を認め，視力の低下を生じている場合は**緊急手術の適応**であるため，眼科医に診察を，耳鼻科専門医に視神経管開放術を依頼する[*]．
- CT検査にて骨折部を同定できない場合は，ステロイドパルス療法を考慮しつつ，眼科医にコンサルトする．

● 前房出血

- 外傷性の前房出血は安静の保持が基本．再出血を避けるため，眼球を強く圧迫する検査は控える．医師の指示を守れない患者(小児)や，前房に1/3〜1/2以上の出血が認められる，あるいは高眼圧(40 mmHg以上)の場合は入院を考慮し，眼科医にコンサルトを行う．
- 鎮痛薬(NSAIDs)の処方は，再出血を助長する可能性があるため慎重に行う．

病因・病態

- 前房内(角膜と虹彩の間)に赤血球の蓄積を認めている状態(図2)．出血量が多ければニボーや凝血塊を形成し，ペンライトを用いて肉眼でも確認することができる．原因は外傷性と内眼手術の術後早期が多い．
- 外傷性の前房出血は成人と若年者のどちらにも生じるが，なかで

---

[*]視神経管開放術は耳鼻科医が担当する施設が多い．

も20歳未満の男性に多い．外傷性では鈍的な外傷により眼球が変形し，虹彩や毛様体の断裂部から破綻性の出血が生じることによる．
- 受傷機転としては，野球やサッカーなどのボール，握りこぶしによる殴打，エアガン，ロケット花火などによる鈍的眼球打撲で生じる．多くは良好な経過をたどり後遺症は残さないが，再出血や著しい高眼圧により緑内障や網膜動脈閉塞症，角膜血染症を生じて重篤な視機能障害をきたす症例も存在するため注意が必要である．
- 外傷以外の原因としては血管新生緑内障（増殖糖尿病網膜症，陳旧性の網膜中心静脈閉塞症，眼虚血症候群に続発）や一部の活動性のぶどう膜炎，眼内腫瘍による出血が挙げられる．

症状・所見
- 視力低下や羞明，流涙，充血，眼圧上昇による眼痛など．前房内が完全に血液で満たされると，赤黒く観察される場合があり，ビリヤード球に似ていることから"8-ball hyphema"と呼ばれる．

検査の進め方
- 問診では受傷機転（打撃の強さや方向）や受傷時間，眼科手術歴の有無などを詳しく聴取する．
- 大まかな視力を確認した後，対光反射を確認する．外傷例では瞳孔括約筋の損傷により中等度の散瞳で固定し，対光反射の消失を認めることがある（外傷性散瞳）．次に細隙灯顕微鏡で前眼部を観察し（なければペンライトを使用），眼球破裂がないかを念のため確かめる（→ p.183）．
- 眼圧を測定する際は，眼球を強く圧迫しないように注意する．外傷性であれば眼圧は軽度上昇（20〜30 mmHg）していることが多い．前房出血が多いにもかかわらず眼球に張りがなく，低眼圧（5 mmHg以下）の場合は眼球破裂の可能性を疑うこと．
- 可能であれば散瞳下眼底検査を行うが，ここからは眼科医に任せてよい．眼底の透見性が悪く網膜剥離の可能性が否定できないときは，超音波Bモード検査を考慮するが，眼球を圧迫することで再出血を誘発することがあるため，検査に慣れていなければ施行

しなくてよい．必要に応じて眼窩および頭部CT検査を施行する．

治療と生活指導

- 医師の指示を守れない患者(小児)や，前房内の出血が1/3～1/2以上のときや，眼圧が非常に高いとき(40 mmHg以上)は入院加療を考慮し，当日～翌日に眼科医に診療を依頼する．
- トイレやシャワー以外はベッド上安静とするか，行動を制限し，激しく動くことは禁止する．
- 角膜血栓症を予防するため，高眼圧症に注意し，出血が下方に沈澱するようにベッドは上半身に15～30°の傾斜をつける(semi-Fowler位)．出血の量が少なければ(全体の1/3以下)，点眼薬を処方して帰宅させてよいが，当日～翌日以降に眼科医に診療を依頼する．
- 自宅では枕を高くした状態，あるいは上半身の下にマットを敷いて頭部を斜めに傾けた姿勢で就寝するように指示する．
- ほとんどの出血は7日以内に吸収するが，受傷の2～7日後に再出血を起こすことがあるため，2週間は激しい運動(力むことやValsalva法を含む)を控えるように指示する．また**アルコールは血小板の凝集を抑えるので摂取を避ける**ように指示する．

薬物治療

- アトロピン®点眼液1%，リンデロン®点眼液0.1%(軽症例にはフルメトロン®点眼液0.1%)を処方する．眼圧が20 mmHg以上の場合はβ遮断点眼薬(チモプトール®点眼液0.5%)あるいはアセタゾラミド点眼薬(炭酸脱水素酵素阻害薬，トルソプト®点眼液1%)の処方を考慮する．眼圧が高度に上昇している場合は緑内障(→ p.163)を参照．
- 再出血を助長する可能性があるため鎮痛薬(NSAIDs)の投与は控えること．

● 眼窩壁・眼窩底骨折

- 本疾患は形成外科と眼科が密接に関与する病態であるので，本書では形成外科の章に統合した(→ p.23)．

穿孔性眼外傷（眼球穿孔，眼球破裂，眼内・眼窩内異物）[3,4]

- 穿孔性眼外傷では，「熱い涙」が流れたかを問診する．
- 無理に開瞼しない（眼内組織が脱出するおそれがあるため）．
- 眼球破裂，眼球穿孔，眼内異物の診断には頭部・眼窩CT検査が有用（水平断，冠状断，眼窩は1mm以下のスライスでオーダー）．眼球の形態の左右差を確認し，異物を検索する．
- MRIは磁性の眼内異物でないことが明らかな場合を除いて禁忌．
- 診断がついた時点でただちに専門医に相談する．全身麻酔下の手術に備えて最後の食事の時間を聴取し，飲食禁止を指示する．
- 穿孔性眼外傷とは，眼球の外膜である角膜・強膜の裂傷・刺傷・切創で，眼球穿孔，眼球破裂，眼内異物が含まれる．穿孔性眼外傷では，程度の差はあるものの，眼内組織の損傷や眼内組織の脱出を伴う．
- 比較的鋭利な刃物や釘などによる鋭的な外圧による眼球穿孔と，ボールや手拳などによる鈍的な外力による眼球破裂に分けられる．
- 受傷部位の大きさや深度により水晶体，ぶどう膜，網膜などの眼内組織の損傷に大きな差があり，創口が小さく，前眼部に限局された外傷では比較的に視力予後はよいが，創口が大きく，眼内の組織（硝子体や網膜など）の脱出が高度な症例では視力予後は不良なことが多い．

眼球穿孔

- 刃物や金属片，釣り針などの鋭利なものが眼を突き破った状態を指す．患者が自ら異物を取り除くと傷を広げることがあるため，連絡があった場合，異物は取らないまま救急外来を受診してもらう．
- 診察で，眼瞼を開いた際に眼球に張りがなく，角膜に皺襞がよっていれば，極端に眼圧が低いことが示唆され眼球穿孔を疑う．
- 問診では熱い涙（前房水は涙液と比較して温度が高い）が流れたかどうかを聴取する．強く開瞼するなど無理に検査を続けると，創部から眼球内容の脱出を認めることがあるため，眼球穿孔を確認できたときは，しつこく診察しなくてよい．

- 眼内異物の可能性を否定するために眼窩CTをオーダーし，ただちに眼科医に診療を依頼する．

眼球破裂

- 眼球に強い鈍的な外力が働いて角膜や強膜が破裂した状態である．受傷機転としては高齢者・泥酔者の転倒，野球やゴルフなどのボールによる受傷，落下物による角膜移植後の移植片離開などがある．
- 外見上明らかな創が見当たらなくても，眼球に張りがなく(低眼圧)，開瞼とともに角膜に皺襞がみられる場合は眼球破裂を強く疑う．
- 破裂の好発部位は，白内障手術後の切開創(上方か耳側)，角膜移植後では移植片の周囲，眼科手術歴がなければ外眼筋付着部(角膜輪部から5〜8 mm後方)．多量の結膜下出血を認める場合はその付近を重点的に観察する．
- 緊急手術の適応であるため，診断がついたらただちに眼科医に相談する．

眼内・眼窩内異物

- 眼内異物は異物が眼内に飛入して眼内にとどまることを指し，穿孔性眼外傷に含まれる．一般的に眼内組織の脱出は少ないが，飛入路にあたる角膜，強膜，脈絡膜，網膜などの障害部位により篤な視力障害をきたす．また異物本体の化学反応が生じることや，感染の危険性が高いことが特徴として挙げられる．
- 眼内異物・眼窩内異物の一次処置は，異物の種類と飛入路を診断する(金属・磁性の異物を疑ったらMRIは禁忌)．一般的に眼内異物では飛入創は小さい．経角膜眼内異物では細隙灯顕微鏡にて容易に飛入創が見つかることが多いが，経強膜眼内異物では強膜創がはっきりしないことがあり，その場合は結膜下出血を手がかりに飛入路を探す．
- 異物は金属片，なかでも鉄片の頻度が高い．眼内異物は速やかに摘出する必要があり，緊急手術の適応である．
- 一方，眼窩内異物は摘出を原則とするが，眼内異物に比べて緊急性は低い．ガラス，プラスチックでは異物反応が少ないため，臨

床的に無症状のものは放置してもよい．しかし，木片や鉛筆の芯，箸などは異物反応により膿瘍を形成しやすいため摘出しなければならない．

●参考文献

1) 野田実香：眼瞼裂傷．田野保雄，他(編)：今日の眼疾患治療指針，pp572-573，医学書院，2007
2) Chang EL, et al：Management of complex eyelid lacerations. Int Ophthalmol Clin 42：187-201, 2002
3) 稲富誠：眼球穿孔．三木徳彦，他(編)：眼科救急処置マニュアル，pp79-87，南江堂，1993
4) 堀田一樹：穿孔性眼外傷(裂傷および眼球破裂)．田野保雄，他(編)：今日の眼疾患治療指針，pp564-565，医学書院，2007

第5章
耳鼻科

① 耳鼻咽喉科領域の解剖 188
② 診察の仕方 192
③ 急性中耳炎 194
④ 鼻出血 197
⑤ 耳鼻咽喉科領域の異物総論 201
⑥ 外耳道異物 202
⑦ 鼻内異物 204
⑧ 咽頭異物 205
⑨ 食道異物 207
⑩ 外傷性鼓膜穿孔 209
⑪ 気道異物（喉頭異物） 211
⑫ 急性扁桃炎 213
⑬ 扁桃周囲膿瘍 216
⑭ 急性喉頭蓋炎 219
⑮ 耳介血腫 221

1 耳鼻咽喉科領域の解剖

● 耳の解剖

- 外耳，中耳，内耳の3つに分けられる．中耳には，鼓膜，耳小骨（ツチ骨，キヌタ骨，アブミ骨）がある（図1）．また，中耳と上咽頭は耳管でつながっている．
- 内耳には，聴覚を司る蝸牛，平衡感覚を司る**前庭**（卵形嚢，球形嚢）と**三半規管**がある．
- 周囲には，顔面神経，頭蓋底が存在する．そのため中耳の外傷，炎症が周囲に及ぶと，蝸牛（感音難聴），三半規管（めまい），顔面神経（顔面神経麻痺），頭蓋内（髄液漏，髄膜炎）の障害が起きる．
- ツチ骨が透見される（図2）．右耳を例にすると，時計の0〜3時の範囲を**前上象限**という．また9〜12時を**後上象限**という（左耳では9〜12時を前上象限，0〜3時を後上象限という）．
- 鼓膜外傷にて，特に後上象限が障害を受けると耳小骨損傷が生じ，内耳へ波及して蝸牛障害（感音難聴），前庭障害（めまい）が起きることがある．

● 鼻の解剖

- 鼻腔は前方では外鼻孔で外界に通じ，後方は後鼻孔で咽頭鼻部に連なる（図3）．鼻腔の外側壁から内下方に向かって上／中／下鼻甲介が突出する．下鼻甲介の下外方に鼻涙管が開口する．
- 鼻腔の血管は主に3つの血管系から栄養されている．第1は，内頸動脈から眼動脈を経て，鼻腔の上方から流入する系（前篩骨動脈），第2に外頸動脈から顎動脈を経て，後方から流入する系（蝶口蓋動脈），第3に外頸動脈から顔面動脈を経て顔面皮下から流入する系（上口唇動脈）である．
- 鼻腔内側壁では，これら3系統の血管が吻合しておりこれをキーゼルバッハ Kiesselbach 部位という（図4）．

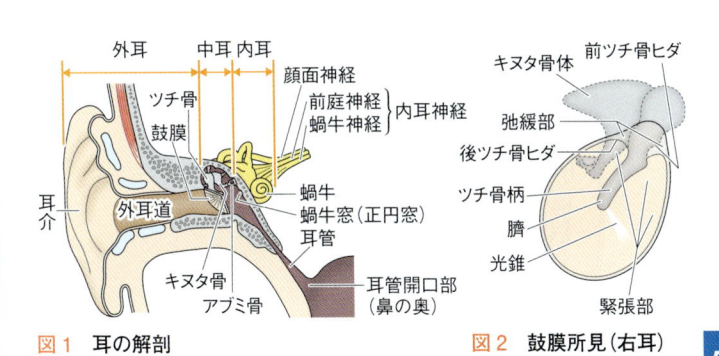

❶ 耳鼻咽喉科領域の解剖 ● 189

図1 耳の解剖

図2 鼓膜所見（右耳）

図3 鼻の解剖

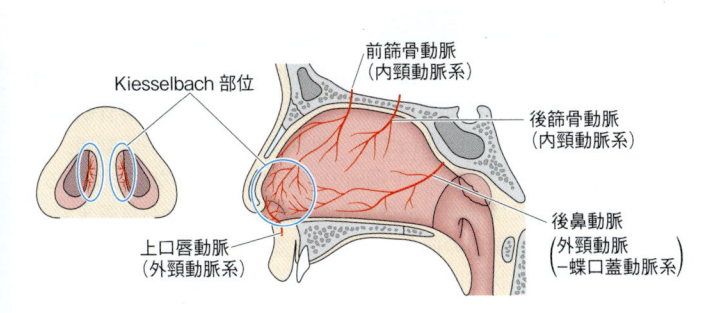

図4 Kiesselbach部位
青線で囲まれている部位をKiesselbach部位という．

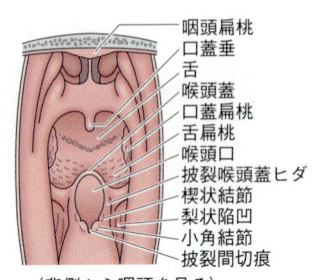

```
                咽頭扁桃
                口蓋垂
                舌
                喉頭蓋
                口蓋扁桃
                舌扁桃
                喉頭口
                披裂喉頭蓋ヒダ
                楔状結節
                梨状陥凹
                小角結節
                披裂間切痕
   (背側から咽頭を見る)
```

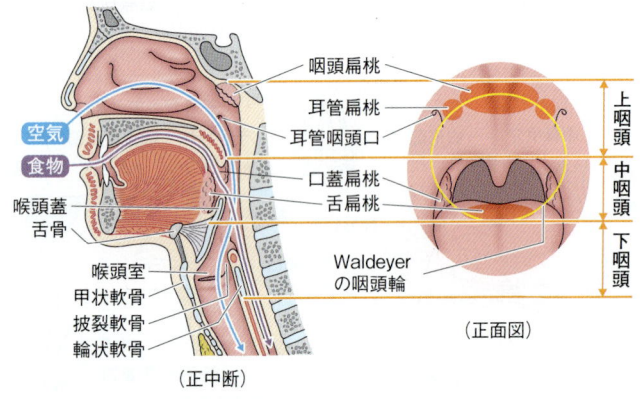

```
                          咽頭扁桃
                          耳管扁桃        上咽頭
                          耳管咽頭口
   空気
   食物
                          口蓋扁桃         中咽頭
                          舌扁桃
   喉頭蓋
   舌骨
                          Waldeyer
                          の咽頭輪       下咽頭
   喉頭室
   甲状軟骨                      (正面図)
   披裂軟骨
   輪状軟骨
          (正中断)
```

図5 咽頭の構造

● 咽頭，喉頭の解剖

- 咽頭は鼻腔・口腔と，喉頭・食道との間にあり，消化器系と呼吸器系との通路の分岐部である（図5）．下鼻道の後方に耳管咽頭口があり，ここに耳管が開口する．咽頭は上から順に，上咽頭，中咽頭，下咽頭に分かれる．下咽頭の下方は食道とつながっている．下咽頭の前方には喉頭が位置する．喉頭は喉頭蓋から気管までの部位を指す．喉頭口の前上方には喉頭蓋が存在し，喉頭口の両側にある陥凹を梨状陥凹といい，ここから食道に連なる（図6）．

❶ 耳鼻咽喉科領域の解剖 ● 191

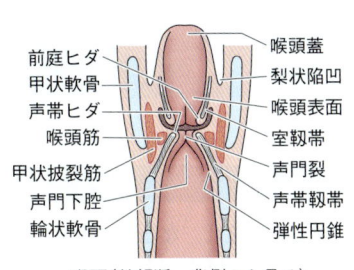

喉頭（前額断，背側から見る）

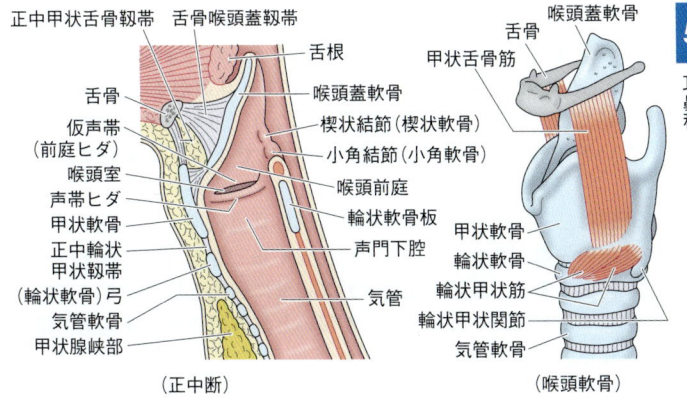

- 前庭ヒダ
- 甲状軟骨
- 声帯ヒダ
- 喉頭筋
- 甲状披裂筋
- 声門下腔
- 輪状軟骨
- 喉頭蓋
- 梨状陥凹
- 喉頭表面
- 室靱帯
- 声門裂
- 声帯靱帯
- 弾性円錐

（正中断）

- 正中甲状舌骨靱帯
- 舌骨喉頭蓋靱帯
- 舌骨
- 仮声帯（前庭ヒダ）
- 喉頭室
- 声帯ヒダ
- 甲状軟骨
- 正中輪状甲状靱帯
- （輪状軟骨）弓
- 気管軟骨
- 甲状腺峡部
- 舌根
- 喉頭蓋軟骨
- 楔状結節（楔状軟骨）
- 小角結節（小角軟骨）
- 喉頭前庭
- 輪状軟骨板
- 声門下腔
- 気管

（喉頭軟骨）

- 喉頭蓋軟骨
- 舌骨
- 甲状舌骨筋
- 甲状軟骨
- 輪状軟骨
- 輪状甲状筋
- 輪状甲状関節
- 気管軟骨

図6 喉頭の構造

② 診察の仕方

● 耳の診察

- コツとして耳鏡の選択が挙げられる．耳鏡は，**なるべく大きいもの**を使用し，痛くない程度に深く挿入したほうがよい．大きいもののほうが，光が多く入り，かつ視野が広く見落とすことが少ないからである．
- 耳介を**後上方へ牽引**し，耳鏡を挿入する．耳介を後上方へ牽引すると，外耳道軟骨部の屈曲が緩和されて外耳道がまっすぐになる．小児では，外耳道の走行が成人と異なり，外耳道軟骨部の屈曲がないので外耳道を後上方に引っ張るのでなく**下に牽引**するとよい．
- 耳鏡は，適宜回転させながら軟骨部外耳道に挿入し，外耳道壁に耳鏡の先端が衝突しないように注意する．骨部外耳道にまで耳鏡が侵入すると，耳鏡の先端が外耳道壁に衝突し疼痛が起こるので注意する．また，耳鏡の挿入が浅いと外耳道の彎曲が完全に緩和されないので視野に支障をきたす．
- 上記が診察上の注意点だが，耳の異常を訴える患者に，無造作に耳鏡を挿入してはいけない．耳介および周囲，頸部の一般的診察を行ったうえで，外耳道に発赤，腫脹，分泌物あるいは，圧痛の有無を調べてから，徐々に耳鏡を挿入するとよい[1]．

● 鼻の診察

- 鼻鏡が救急外来に常備されていない施設も多い．乳幼児においては**耳鏡**を，鼻に入れて診察する代用方法もある[2]．Kiesselbach部位までは直視できるが，それより後方は直視できない．後鼻腔からの鼻出血などではファイバースコープを用いないと観察できないので，耳鼻科医に委ねる．

● 咽頭・喉頭の診察

- 喉頭鏡を用いて声門までは直視可能であるが，無麻酔では各種反

射により観察しにくい．咽頭・喉頭異物などではファイバースコープを用いることとなる．

●参考文献
1) 切替一郎(原著), 野村恭也(編著)：新耳鼻咽喉科学第9版, p62, 南山堂, 1998
2) 切替一郎(原著), 野村恭也(編著)：新耳鼻咽喉科学第9版, p274, 南山堂, 1998
3) 松延毅：痛みの鑑別診断, 耳が痛い. 耳喉頭頸 87：204-210, 2015
4) 高山乾子：チャートで診る耳鼻咽喉科診断, 耳痛の診断. JOHNS 18：151-155, 2002

> memo 耳痛
>
> 耳の痛みの原因は4つに大別され，①外耳，中耳に病変があって起こる耳原性耳痛，②離れた部位での病態からの放散による耳痛(関連痛)，③神経痛，④心理的原因による痛みがある．関連痛による耳痛は約50％を占めるといわれる[3]．幼小児では，急性中耳炎が最も多い[4]．成人では，放散による耳痛(関連痛)が占める割合が高い．
>
> 耳痛を主訴に来院した患者の診察時に，これらも念頭に入れて診察するとよい．

③ 急性中耳炎

● 疾患概念

- 『小児急性中耳炎診療ガイドライン』によると，急性中耳炎とは「急性に発症した中耳の感染症で，耳痛，発熱，耳漏を伴うことがある」と定義される．多くは，先行する上気道の感冒様症状に引き続き発症する，経耳管的な中耳腔の感染症をいう(図1)．つまり，鼻汁などを伴う感冒に続いて，鼻咽腔の菌が耳管を通じて中耳腔に侵入して発症することが多い．
- 成人に比して幼小児に多い．乳幼児は耳痛を訴えないので，耳に手をやる，ぐずつく，耳漏などから親が耳痛と判断して受診することがある．
- 3大起炎菌はインフルエンザ菌，肺炎球菌，モラキセラ・カタラーリス(*Moraxella catarrhalis*)である．

● 治療

- 小児に多い疾患なので，本項では『小児急性中耳炎診療ガイドライン 2013 年版』[1]を引用するが，成人例でも参考にできる．同ガイドラインでは重症度分類がなされており，それに応じた治療方針が示されている．
- 重症度スコア分類は，鼓膜所見として，発赤，膨隆，耳漏の3点が，臨床症状は，年齢(24か月齢未満)，耳痛，発熱，啼泣・不機嫌の4点が挙げられる．これらに基づき重症度を分類する．
- 非耳鼻科医は鼓膜所見が取れない場合もあるが，表1のスコアリングは臨床症状の問診や，治療方針指針を参考に適切な薬剤を選択する一助となる．
- 救急外来では耳鼻科外来受診までの処方を行う．
- 軽症例では，十分説明のうえ，抗菌薬を使用せず，アセトアミノフェンで消炎治療のみを行う．
- 中等症例ではアモキシシリン常用量による治療を行う．
- 重症例では，鼓膜切開と，アモキシシリン高用量，アモキシシリ

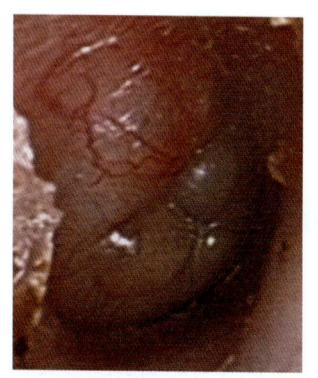

図1 急性中耳炎
鼓膜が膨隆している．

表1 急性中耳炎重症度スコア

臨床症状	年齢	3(24か月齢未満)		
	耳痛	0(なし)	1(痛みあり)	2(持続性の高度疼痛)
	発熱(腋窩)	0(37.5℃未満)	1(37.5〜38.5℃未満)	2(38.5℃以上)
	啼泣・不機嫌	0(なし)	1(あり)	
鼓膜所見	鼓膜発赤	0(なし)	2(ツチ骨柄あるいは鼓膜の一部の発赤)	4(鼓膜全体の発赤)
	鼓膜膨隆	0(なし)	4(部分的な膨隆)	8(鼓膜全体の膨隆)
	耳漏	0(なし)	4(外耳道に耳漏あるが鼓膜観察可能)	8(鼓膜が耳漏のため観察できない)
合計点数		点		

重症度のスコアによる分類

軽症	0〜5点
中等症	6〜11点
重症	12点以上

ン/クラブラン酸，セフジトレンピボキシル高用量のいずれかが，推奨されている．
・切開の必要性があれば耳鼻科にコンサルトする．耳痛，発熱症状

に対してはアセトアミノフェン 10 mg/kg 頓用を用いる.
- 重症例の高用量投与の場合,処方に「重症のため高用量投与」などと記載を入れておくと薬剤部,患者へもわかりやすい(最大 2 倍量まで投与できるが,各薬剤の成人での上限用量を超えないこと).

● 合併症

- 中耳炎は,時に周囲への感染,炎症波及の程度により合併症を起こすことがある.**耳後部の発赤・腫脹・圧痛**は,急性乳様突起炎などが疑われる.**顔面神経麻痺**は中耳から顔面神経への炎症波及が疑われる.めまいは,中耳から内耳への炎症の波及が疑われる.これらの場合は,入院治療が必要となることがあり耳鼻科にコンサルトとなる.また発熱,多量の耳漏に伴って頭痛,肩や首がつったような感じなどを訴えたときは**耳性頭蓋内合併症**を疑う.髄膜刺激症状の確認を行い,症状がある場合,脳神経専門医と相談をする[2].

● 参考文献
1) 日本耳科学会,日本小児耳鼻咽喉学会,日本耳鼻咽喉科感染症・エアロゾル学会(編):小児急性中耳炎診療ガイドライン 2013 年版, pp38-42, 金原出版, 2013
2) 中川尚志:耳性頭蓋内膿瘍. 耳喉頭頸 87:118-121, 2015

④ 鼻出血

● 疾患概念

- 鼻出血は,耳鼻科に限らず救急外来で頻回に遭遇する疾患である.
- Kiesselbach 部位からの出血が多い.鼻腔の血管は主に3つの血管系から栄養されている(➡ p.188).これら前篩骨動脈,蝶口蓋動脈,上口唇動脈の3血管が鼻腔内側壁で吻合しており,これを Kiesselbach 部位という.
- 鼻出血の原因は大部分が不明である.出血部位は,Kiesselbach 部位が最も多く 50~80% といわれる.次に後鼻孔周辺の蝶口蓋動脈領域からの出血が 10% 程度(いわゆる鼻腔後方のこと),前・後篩骨動脈領域(いわゆる鼻腔上方のこと)からの出血が数%,不明が 5~15% 程度である[1].

● 治療

- まずは患者の状態(顔色,興奮状態,意識状態,ショック症状など)を観察する.
- 患者は興奮していることもあり,落ち着かせることが大切である.鎮静薬などは,極度の興奮状態の場合に使用を考えるが,血圧の急激な低下があり得るので慎重に検討する.
- 問診では,全身的な出血要素の有無(高血圧や抗凝固薬の内服の有無,血液疾患の有無),左右どちらからの出血なのか,いつからの出血なのか,前方(鼻)から出る出血なのか,後方(口の中に垂れ込む)から出る出血なのかを問診する.
- 出血が多量で全身状態が悪いようであればバイタルサインを確認,血管確保,血液検査(末梢血,出血スクリーニング,肝腎機能など),輸液などを行いながら耳鼻科コンサルトとする.
- 頭部を前屈した状態で,前方からの出血の場合には,Kiesselbach 部位からの出血が疑われる.
- 全身状態が良好であるならば,用手的圧迫止血が原則である(図1).止血体位は坐位として頭を前屈させ,口呼吸をさせて両鼻

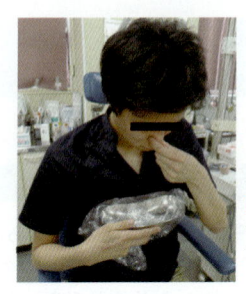

図1　鼻出血に対する用手的圧迫止血
坐位で頭を下げ，左手で両鼻翼を強くつまんでいる．咽頭に流下した血液を膿盆に出すようにしている．

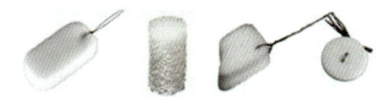

図2　各種メロセル(メロセル，Medtronic 2011年12月19日改訂 第2版より)

翼を10分以上強くつまむ．誤って鼻骨(硬い所)を圧迫している患者が多いが，**鼻軟骨(軟らかい所)を圧迫するよう指導する．**
- また，血液は強力な催吐作用があるので，咽頭に流下した血液を嚥下しないように指導する．頭部を後屈する，鼻根部をつまむなど，患者が間違えた止血法を行っていることが多々あり，正しい方法を指導する．後頸部を叩くと止血によい，というのはただの都市伝説である．
- 続いての初期療法として，非耳鼻科医の場合は，3,000～5,000倍ボスミン®綿球を鼻腔に挿入すると効果的である．鼻腔前方，いわゆるKiesselbach部位からの出血には効果的である．また，鼻用のメロセルは，高価であるが有用な止血器具である(図2)．
- メロセルの使用法の一例を挙げる．①必要な場合は，ハサミで切って適当な大きさに調整する→②潤滑剤としてキシロカイン®ゼリーや抗菌薬含有軟膏などを塗布する→③ゆっくりと顔面に垂直方向に完全に挿入する→④出血量が少ないときは5～10 mL程度の生理食塩水や抗菌薬の溶液を含ませる(出血量が多いときは不要)[2,3](図3)．抜去は救急外来では行わず，後日耳鼻科で止血確認とともにメロセルを抜去してもらう．
- 鼻腔前方からの出血であっても異常に血圧が高い場合や，抗凝固

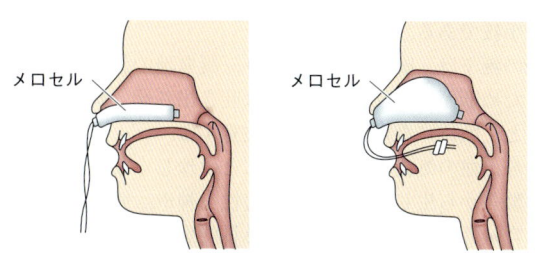

図3 メロセルの挿入の一例(メロセル, Medtronic 2011年12月19日改訂 第2版より)
(左)メロセル挿入後. メロセルが総鼻道に, 完全に挿入されている. 顔面に垂直に挿入することがポイント.
(右)出血を吸収してメロセルが膨らんでいる. 出血量が少ないときは少量の生理食塩水を加える.

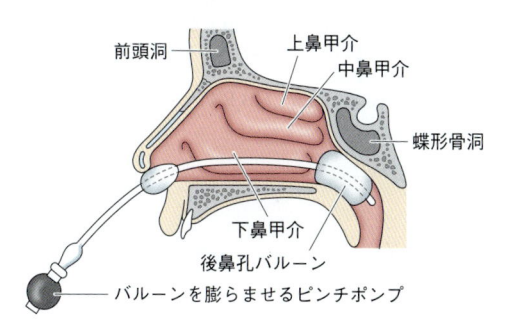

図4 バルーンタンポンによる後鼻孔閉鎖
バルーンによって後鼻孔を閉鎖している. 咽頭に血液が流入しないようにしている.

薬を内服している場合などは止血困難なことが多い. また鼻腔後方などKiesselbach部位以外からの出血は用手的圧迫やボスミン®綿球などでは止血されにくい. 稀に吐血や喀血などが原因であることもあり, 念頭に置く.

- 多量に咽頭へ血液が回り込む場合は, いわゆる鼻腔後方からの出血が考えられ, 非耳鼻科医には止血が困難であるため耳鼻科コンサルトとなるが, 応急的には尿道用バルーンカテーテルによる後鼻孔パッキングが有用であり, 咽頭への血液の流入を減らすことができる(図4). Bellocqタンポン, 電気凝固などは耳鼻科医が

行う手技である.
- 血液の嚥下は,嘔吐の原因となり,凝血塊の誤嚥は窒息の原因となるため咽頭に流れ込んだ血液は吐き出させ,飲まないようにすること,臥位にならないように注意する.
- また鼻出血の処置中に失神することは珍しくない.処置に伴う疼痛や緊張から生じる迷走神経反射性失神や,循環血漿量減少による低容量性失神がみられる.耳鼻科的専門処置の際は,あらかじめ血管を確保しておき,患者の容態変化に速やかに対応できるよう準備しておくことが望ましい.

● 参考文献
1) 中村晶彦,山下敏夫:鼻出血.森山寛,他(編):新図説耳鼻咽喉科・頭頸部外科講座.pp130-133,メジカルビュー社,2000
2) メロセル,Medtronic,2011年12月19日改訂 第2版
3) 深美悟:止まらない鼻出血.平出敦(編):当直で困らない小外科のコツ.pp179-181,羊土社,2009
4) 高畑淳子:鼻出血の診断と治療.MB ENT 154:37-42,2013

⑤ 耳鼻咽喉科領域の異物総論

- 耳鼻咽喉科領域の異物において，緊急性が高いのはボタン型電池である．いずれの場所でも粘膜損傷を引き起こすので緊急に摘出することが必要となる．
- 異物摘出は，異物の種類の確認，迷入した時刻，症状とその推移などを確認し，緊急性の有無の判断が肝要である．異物と同じものを患者が持っていれば摘出の参考になるので持参してもらう．また，異物が折れてしまった場合は，残りの部分を持参してもらう[1]．

●参考文献
1) 家根旦有，山下哲範：耳鼻咽喉・頭頸部領域の異物．MB ENT 154：59-65，2013

6 外耳道異物

● 疾患概念

- 外耳道異物は小児から高齢者まで幅広く分布し，年齢によって異物の種類は異なる．異物は大きく2つに分類され，昆虫や蛾などの有生異物と，プラスチックや金属などの無生異物に分けられる．
- 小児ではおもちゃ類が多く，ビーズ玉，プラスチックのBB弾などの無生異物が多い[1]．成人では昆虫などの有生異物が多い[2]．
- ボタン型電池は重篤な合併症を引き起こすことから緊急に摘出しなければならず耳鼻科コンサルトを急ぐ．

● 治療

▎無生異物の摘出

- 砂や小さな異物はサーフロー針の外筒などを注射器に接続して耳洗浄で洗い流すのが効果的である．ただし洗浄に用いる液温は37℃とし，鼓膜穿孔の有無をチェックする必要がある．冷水では前庭反射によるめまい出現の原因となる．
- BB弾などは，取ろうとすると，かえって奥に押し込む可能性があるので無理につかもうとしないほうがよい．緊急性が低い場合は無理せず翌日耳鼻科コンサルトする．

▎有生異物の摘出

- 生きている昆虫などを取り出そうとすると暴れて痛みが増強するので，殺してから摘出する．オリーブ油の滴下や，8%キシロカイン®スプレーで昆虫を殺すことができるが，摘出後は鼓膜穿孔の有無をチェックする必要がある．
- 鼓膜穿孔がある場合は，麻酔液により内耳が麻酔され，めまいが生じるため注意を要する．処置後は，37℃に温めた生理食塩水で洗浄する[3]．除去がうまくできない場合，後日耳鼻科コンサルトする．
- 光を耳にかざして昆虫を外におびき寄せる民間療法は，昆虫は狭

い外耳道内で方向転換できず奥に向かって一方向しか進まないので，実際には効果的でなく，また光をかざすことで逆に暴れ出し外耳道や鼓膜をさらに損傷する危険性がありすすめられない．

●**参考文献**

1) 和田伊佐夫：外耳道異物症の臨床像の特徴について．MB ENT 96：36-42, 2008
2) 家根旦有：耳鼻咽喉・頭頸部領域の異物．MB ENT 154：59-65, 2013
3) 家根旦有：耳・鼻の異物除去．救急医学 30：1469-1473, 2006

7 鼻内異物

● 疾患概念

- 鼻内異物は，小児に多い．おもちゃの部品やちり紙，プラスチックの玉など多彩である[1]．成人では精神障害をもつ患者や，認知症の異常行動の1つとして挿入することがある．複数挿入されていることもあり[1]，1つ摘出できたからといって油断してはならない．

● 治療

- 鼻内異物摘出で最も重要なことは，異物が後鼻孔に落ち込み気道異物にならないように注意することである．パチンコ玉やプラスチックの玉などつかみにくい異物は，ゾンデや通気カテーテルの先を曲げて，前に転がすように引き出してくるのがよい．奥に入り込む危険がある場合などは，無理せず耳鼻科コンサルトする．

●参考文献
1) 肥塚泉：鼻・副鼻腔異物．MB ENT 96：43-48, 2008

⑧ 咽頭異物

● 疾患概念

- 咽頭異物の多くが魚骨か義歯であり，小さな魚骨は口蓋扁桃に刺さっている場合が多い．タイなどの大きな骨は喉頭蓋谷，下咽頭，食道など下方で刺さる場合が多い．なお，魚骨異物であっても，稀に膿瘍を引き起こすこともある．
- 高齢者では義歯が異物になることも多い．小児では，箸や歯ブラシが口腔咽頭に刺さり重篤な症状を呈することがあるので注意が必要である[1]．

● 症状・診断

- 魚骨異物の症状は主に，嚥下時痛や咽頭違和感で患者が訴える部位と実際に異物が存在する場所が一致する場合もあり[2]，問診は重要である．
- 魚骨は口蓋扁桃や舌根に存在することが多い（図1）．口蓋扁桃にない場合，ファイバースコープでの観察になるので耳鼻科コンサ

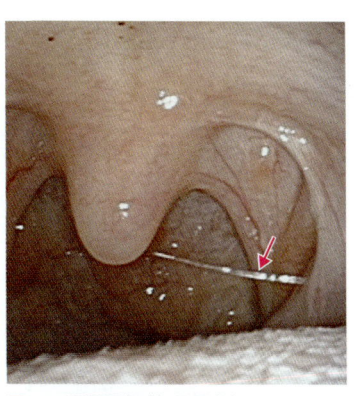

図1 咽頭異物（魚骨異物）
左扁桃腺に魚骨が刺入している．

ルトとなる．粘膜下に刺入したものや咽頭腔外に出たものは視診による観察が困難であり，頸部側面 X 線撮影や CT による画像診断が必要となる．

● 治療

- 魚骨は，直視下に観察できれば，鉗子や鑷子(せっし)を用いて直接摘出する．例えば左手でペンライトなどの光源を持ち，右手で舌圧子を用いていると，鑷子を持てないため，耳鼻科医はヘッドライトをすることで，光源を手に持たないようにしている．非耳鼻科医の場合，助手が，光源を担当することなど工夫する．
- ファイバー下の観察で異物があれば耳鼻科にて処置用ファイバーにて摘出する．
- 義歯のブリッジなどは，穿孔を起こすことがあるので注意が必要であり，耳鼻科医だけでなく消化器科医とも治療計画を立てる場合もある．

●参考文献
1) 田村公一：耳鼻咽喉科領域の異物―成人の特徴―．MB ENT 96：30-35, 2008
2) 家根旦有，山下哲範：耳鼻咽喉・頭頸部領域の異物．MB ENT 154：59-65, 2013

9 食道異物

● 疾患概念

- 食道の異物は,小児ではコイン類が多く,成人では義歯や魚骨,PTP 包装シートが多い.食道異物で緊急性が高いのはボタン型電池である.
- ボタン型電池の1つであるコイン型リチウム電離は起電力が強く腐食性に富み,30 分〜4 時間で食道全層に及ぶ壊死あるいは重度の粘膜障害を生じると報告されている.通常の異物であれば胃内に落下すれば自然排泄を待つが,ボタン型電池は可能な限り摘出を試みることが必要になる[1].

● 症状診断

- 嚥下時の痛み,食道の通過障害があれば,食道異物を疑う.成人であれば問診を行うが小児や高齢者でははっきりしないことも多く,保護者からよく事情を聴き,異物の種類や大きさなどの情報を得ることが大切である.
- 異物を疑えば頸部胸部腹部の単純 X 線 2 方向撮影(正面,側面)を行う.頸部に強い圧痛があり,発熱などの炎症所見があれば食道穿孔を疑い,CT で頸部膿瘍や縦隔膿瘍の有無を調べる.

● 治療

- 最近の成人食道異物はほとんどが,局所麻酔下にファイバースコープを用いて摘出されるケースが多い.したがって最近の成人の食道異物は消化器内科で摘出されており,耳鼻科で摘出される症例は少なくなっている.
- 一方,ファイバースコープで摘出が不可能な,鋭利で巨大な異物,食道穿孔の可能性がある場合(軟性ファイバーによる送気ができないため)などに,食道硬性鏡での摘出を依頼されることになるが,必要な場合は耳鼻科が担当することとなる.また,頸部外切開となる場合もある.

・小児の食道異物は，消化器科，小児外科などに依頼する．

●参考文献
1) 田中信三：食道の異物. MB ENT 96：63-68, 2008

⑩ 外傷性鼓膜穿孔

● 疾患概念

- 外傷に起因する鼓膜穿孔は自然閉鎖が多い．内耳障害や顔面神経麻痺などの合併症がなければ外傷性鼓膜穿孔の約8割が，1〜3か月に自然閉鎖する疾患である[1,2]．しかし稀に**外リンパ瘻**や**顔面神経麻痺**など随伴症状を伴うことがあり，この場合は緊急性を要することがある[1]．

● 受傷原因

- 介達性，直達性に大別される．介達性はスポーツ中の打撲，水圧，殴打，交通事故などによる受傷が挙げられる．直達性は，耳かきや綿棒による耳掃除中の受傷（図1）が多い．
- 主訴は難聴が多いが，耳閉感として訴える場合もある．内耳障害を伴うこともあり，耳鳴，めまいを合併することもある．

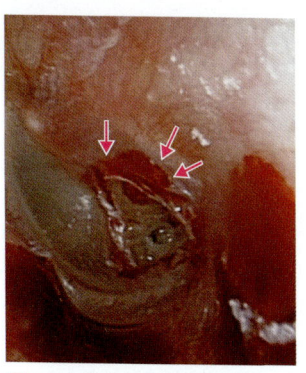

図1 左外傷性鼓膜損傷（耳かき外傷）
矢印部位に穿孔を起こしている．周囲に出血の跡を認める．後上象限ではなく，後下象限の障害のため内耳障害は認めなかった．

- 問診では受傷状況および発症時期が最も重要である．第三者行為や交通事故などによる受傷は，正確な問診や愁訴の記録を心掛ける[1]．

● 視診・治療

- 直達性の外傷では鼓膜のみならず外耳道皮膚などの血塊により鼓膜の観察所見が不明瞭なことがある．**内耳障害**や**顔面神経麻痺**がない場合，原則的には経過観察でよく，翌日耳鼻科受診を指示する．
- 帰宅時の処方に関して，受傷後の予防的な抗菌薬の内服・点耳に関しては議論があるが，少なくとも抗菌薬内服は必要とする意見が多い．耳漏がある場合，原則的に抗菌薬を処方する[1]．**顔面神経麻痺**，めまいなど随伴症状がある場合は手術を行う場合もあるので，同日耳鼻科コンサルトする．

●参考文献
1) 湯浅有：特集・耳鼻咽喉科領域の外傷 外傷性鼓膜穿孔．MB ENT 155：1-7, 2013
2) 宮永守：外傷性鼓膜穿孔について(統計的観察)．臨床耳科 14：368-369, 1982

⑪ 気道異物（喉頭異物）

- 喉頭異物は気道閉塞のリスクがあり緊急性が高い.
- 乳幼児の上気道異物（喉頭異物）や下気道異物は，ピーナッツをはじめとする豆類が最も多い．食物以外では玩具，ビーズ，鉛筆やペンのキャップ，歯などが多い.
- 成人の気道異物では義歯が多く，X線で診断は容易である．X線透過性の異物や，咽頭異物か喉頭異物かはっきりしないときはCTが診断に有用である.
- 下気道異物は気管支ファイバースコープでの摘出が必要で，呼吸器科での対応となる.

● 症状

- 小児では異物誤嚥のエピソードがはっきりしなくとも，突然の咳嗽，呼吸困難，喘鳴，チアノーゼ，意識障害などをみた場合は喉頭異物を念頭に置く．窒息の危険性が高く，緊急に対応しなければならない.
- 成人の場合，咳，血痰，胸痛，喘鳴などを訴えることも多い．異物誤嚥からの時間が経過していると感染を伴ってくる．小児や高齢者で繰り返す肺炎や持続する咳嗽の場合は気道異物も考慮する.
- 一方，下気道の異物の場合は，その場所に一致して呼気時喘鳴，咳嗽，息切れ，部分的な呼吸音の低下，発熱などを呈する.

● 検査

- X線写真とCTを用いることが多い．異物がX線非透過性の場合，診断は容易で，異物の位置や性状の特定に有用である．しかし，小児の場合はX線透過性異物のことが多く，この場合はCT検査を追加する．CTでは気道の異物陰影や末梢肺野の変化を描出できる.

● 治療

- 上気道異物の場合，緊急に処置が必要である．口腔内に異物が見えたら除去する．応急的には乳児の場合，意識のあるうちは背部叩打法や胸部突き上げを行う．
- 成人であれば，まず腹部突き上げ(Heimlich 法)を行い，不十分な場合，背部叩打を行う．その間に人手を確保し，気道確保の機材を準備する．準備ができ次第，喉頭展開を行い摘出，吸引，あるいは気管挿管を必要に応じて行う．気道が閉塞していれば，輪状甲状間膜穿刺や輪状甲状間膜切開による外科的気道確保を行う．
- 救急外来では airway の確保までは急務であり，これが確保できれば，直視できない異物は専門医により適切な麻酔下で除去を行う．異物の誤嚥に伴い化学性肺炎や細菌感染を合併している場合は抗菌薬を選択し投与する．

⑫ 急性扁桃炎

● 疾患概念

- 口蓋扁桃の急性炎症である．初期は，両側の扁桃が発赤腫脹しその後，陰窩の開口部に一致して膿栓が付着（図1a）する．さらに悪化すると，扁桃全体が白苔で覆われる（図1b）．
- 起炎菌は連鎖球菌，インフルエンザ菌，ブドウ球菌，肺炎球菌などに加えてウイルスもある．症状は，高度の発熱，咽頭痛，嚥下時痛，頸部リンパ節腫脹などである．検査所見は，白血球の増多，CRPの上昇がみられる．

● 鑑別診断

- **伝染性単核球症**…EBウイルスの初感染によるもので，全身のリンパ節が腫脹し，血液像で，単球の増加，異型リンパ球を認める．肝機能上昇を認めることが多い．肝脾腫を認めることもある．10～20歳代の若年者に多い．ペニシリン系抗菌薬〔特にアンピシリン（ABPC）〕の投与によって，高頻度に皮疹が生じるため，**ペニシリン系抗菌薬は禁忌**である．

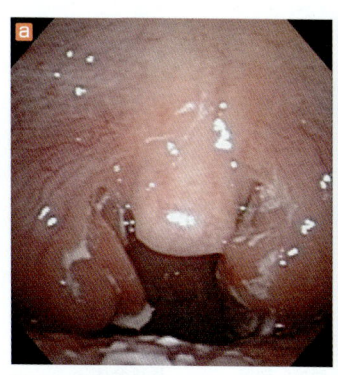

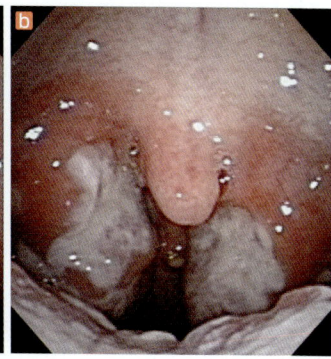

図1 急性扁桃炎
両側の扁桃に白苔を認めている．a：膿栓の付着，b：白苔で覆われている．

- 咽頭ジフテリア…細菌検査でジフテリアを認める．本邦では少ない．

● 治療

- 一般的には，ペニシリン系抗菌薬，セフェム系抗菌薬が第1選択である．近年は耐性菌の増加や医療経済学的観点などから日本口腔・咽頭科学会より「急性咽頭・扁桃炎診療ガイドライン(案)」[1,2]が提案されている．症状と扁桃の局所所見からなる成人・小児に対する重症度分類に基づいた診療指針であり，ここでは成人のスコアを掲載する(表1)．小児例は小児科コンサルトが望ましい．
- 軽症例では，原則的には抗菌薬投与を行わず対症療法を行う．
- 中等症例では，アモキシシリンを第1選択とし，βラクタマーゼ産生菌の重複感染も考慮して，複合ペニシリン系抗菌薬や，第1・2世代セフェム系抗菌薬も適応となっている．
- 重症例では，セフジトレンピボキシルやセフカペンピボキシル塩酸塩などの経口第3世代セフェム系抗菌薬やレボフロキサシンやガレノキサシンなどニューキノロン系も選択候補となっている．さらに日常生活困難症例ではセフトリアキソンなどの外来での静

表1 急性咽頭・扁桃炎の重症度スコア(成人)

症状スコア	0点	1点	2点
日常生活の困難度	さほど支障なし	支障はあるが休むほどではない	仕事学校を休む
咽頭痛，嚥下痛	違和感または軽度	痛いが嚥下可能	摂食困難なほど強い
発熱	37.5℃未満	37.5〜38.5℃	38.6℃以上

咽頭・扁桃スコア	0点	1点	2点
咽頭粘膜の発赤・腫脹	なし〜一部の軽度の発赤	明らかな発赤または腫脹	全体にわたる強い発赤または腫脹
扁桃の発赤・腫脹	なし〜一部の軽度の発赤	明らかな発赤または腫脹	全体にわたる強い発赤または腫脹
扁桃の膿栓	なし	扁桃に散見	扁桃全体

重症度判定：0〜3点は軽症，4〜8点は中等度，9〜12点は重症

注抗菌薬や，経口摂取困難例では入院加療での静注抗菌薬投与となっている．
- 疼痛に対しては，消炎鎮痛薬の投与を行う．
- 伝染性単核球症はペニシリン系が禁忌であり，鑑別疾患として除外できなければペニシリン系の使用を避ける．

● 合併症

- 扁桃炎後に続発する合併症として，リウマチ熱，溶連菌感染後の糸球体腎炎などが挙げられる．発症頻度は高くないが，急性溶連菌感染後糸球体腎炎の存在を十分に認識し，救急外来治療後も，必ず早々に耳鼻科外来を受診する必要性を説明する．

●参考文献
1) 原渕保明：扁桃炎の治療指針について急性咽頭・扁桃炎．口腔科 17：189-195, 2005
2) 坂東伸幸：咽頭扁桃炎診療の手引き 2．スコアリングと重症度分類．山中昇（編）：咽頭・扁桃炎のマネジメント．pp183-189, 医薬ジャーナル社, 2009

⑬ 扁桃周囲膿瘍

● 疾患概念

- 口蓋扁桃への細菌感染によって生じた膿汁が扁桃周囲隙に貯留したものである．片側性が多いが，時に両側性に生じ，**強い嚥下時痛**によって飲水や摂食が困難となる．炎症が上咽頭収縮筋を超えて内側翼突筋に波及すると**開口障害**を生じる．
- 膿瘍形成による口蓋帆の腫脹で**含み声**となるが，炎症が喉頭に及んだ場合も含み声になる．**嫌気性菌臭**を認めることも多い[1]．

● 診断（局所の評価）

- 片側性の（時に両側性）口蓋扁桃周囲の著明な発赤腫脹，軟口蓋の発赤腫脹，口蓋垂が浮腫状となり健側への偏位がみられる（図1）．膿瘍が下方に存在する下極型の場合，上極型より喉頭浮腫を併発しやすく，また経口的に観察できない部位に腫脹が存在する場合もある．
- 症状・所見からの印象よりも膿瘍が大きかったり，想定外の部位に存在したりすることがあり，造影CTによる評価は有用である（図2）．造影ができない症例ではMRIにて膿瘍を確認することもある[2]．

● 合併症・重症化

- 膿瘍の増大によっては，**喉頭蓋炎，頸部膿瘍**を併発し，気道閉塞をきたす場合がある．さらに副咽頭間隙から筋膜に沿って膿が下降し深頸部や縦隔に炎症が波及することがある．糖尿病や腎障害，肝疾患を有する例，高齢者では重症化しやすく，急速に症状が進行する例もあり注意が必要である．
- 小児，高齢者，喉頭浮腫を疑う症例，頸部膿瘍の併発が疑われる場合，糖尿病などの既往歴をもつ患者では，早い段階での耳鼻科コンサルトが望ましい．

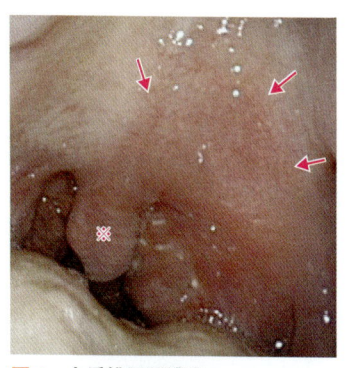

図1 左扁桃周囲膿瘍
口蓋垂が右に偏位している(※).左軟口蓋が発赤腫脹している(↑).

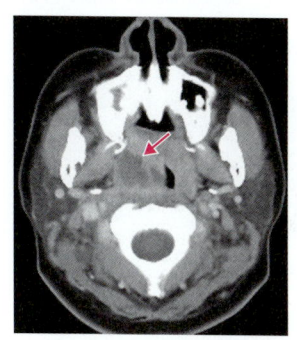

図2 造影CT 右扁桃周囲膿瘍(↑)

● 治療

- 膿瘍への治療は,外科的排膿処置と抗菌薬投与である.
- 外科的排膿は,穿刺吸引もしくは切開排膿であるが,場合によっては膿瘍扁桃腺摘出をすることもある.外科的排膿は専門処置であり,耳鼻科コンサルトが望ましい.
- 扁桃周囲膿瘍の膿汁からは,約1/2〜1/3に好気性菌が,1/2〜1/3に嫌気性菌が検出される.そこで初療時は,扁桃周囲膿瘍か

らの検出が高いグラム陽性菌,インフルエンザ菌,嫌気性菌をすべてカバーする抗菌薬を選択する.
- 『サンフォード感染症治療ガイド』ではピペラシリン・タゾバクタム,ペニシリンアレルギーにはクリンダマイシンを挙げているが,わが国ではピペラシリン・タゾバクタムの扁桃周囲膿瘍への保険適用はない.アンピシリン・スルバクタムを第1選択とする意見もある[3].
- いずれにせよ,重症化リスクが高い場合は早めの耳鼻科コンサルトが望ましい.

●参考文献

1) 川内秀之:扁桃周囲膿瘍・扁桃周囲炎.山下敏夫(編):新図説耳鼻咽喉科・頭頸部外科講座,第4巻口腔・咽喉・喉頭・気管・食道.第1版.pp120-123,メジカルビュー社,2000
2) 余田敬子:扁桃周囲炎,扁桃周囲膿瘍の診断と治療.JOHNS 20:698-704,2004
3) 長谷川博紀:扁桃周囲膿瘍に対する至適抗菌薬の検討.耳鼻臨床 106:609-613,2013

⑭ 急性喉頭蓋炎

● 疾患概念

- 喉頭蓋の細菌感染であり，その本態は喉頭蓋粘膜下組織の蜂巣炎である．炎症に伴い喉頭蓋が高度に腫脹し，さらに炎症が声門上部の構造全体に生じると，披裂部や披裂喉頭蓋ひだの粘膜発赤・腫脹もみられる(図1)．その結果，気道狭窄による呼吸困難を生じる致命的となりうる緊急性の高い疾患である．
- 咽頭に明らかな炎症所見がないのに**嚥下時痛が非常に強く，呼吸困難感がある**場合，本疾患を疑う．

● 診断・治療

- 診断は，喉頭ファイバーによる観察となる．ファイバーの挿入による咽頭反射で容易に気道閉塞をきたすことがあるので，愛護的な診察が必要となる．
- 本疾患が強く疑われる場合には耳鼻科コンサルトを急ぐべきである．

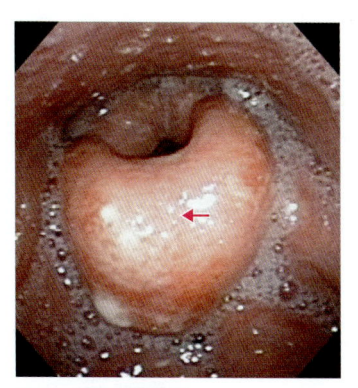

図1 急性喉頭蓋炎
喉頭蓋が高度に腫脹している(↑).

- 喘鳴を伴う呼吸切迫，呼吸困難がある場合，耳鼻科にコンサルトしつつ人手を集め，緊急気道確保の準備を行う．このような状況では，気管内挿管による気道確保が望ましいが，仰臥位が不可で坐位または半坐位しかとれなかった場合は輪状甲状間膜穿刺・切開を躊躇なく行う．
- 診断後の治療としては，入院のうえ，気道管理，広域スペクトルの第2世代，または第3世代セフェムの使用が推奨されている．また抗炎症・抗浮腫作用を期待して，副腎皮質ステロイドの静脈投与も検討する．

●参考文献

1) Frantz TD : Acute epiglottitis changing epidemiologic patterns. Otolaryngol Head Neck Surg 109 : 457-460, 1993
2) 林泉：成人の急性喉頭蓋炎．蘇生 20 : 52-57, 2001

15 耳介血腫

● 疾患概念

- 耳介皮下に血液が貯留した状態である．多くは外傷によるが，原因のはっきりしない特発性もある．柔道，相撲などのスポーツ外傷として発症することも多い．
- 自覚的には一般には軽微で，時に軽い疼痛や熱感を訴える程度である．受傷後まもなくであれば，波動のある軟らかい腫脹を認める．時間が経過すると血腫の器質化が進み次第に硬くなる[1]．

● 治療

- 新鮮軽症例では，自然治癒，あるいは穿刺吸引のみで治癒することもある．血腫量が多いと穿刺では血腫除去が十分に行えないので小切開を加えて血腫を除去し，除去後は時に，縫合する（図1）．血腫の除去と血腫の再貯留を防止するための圧迫を加えておくとよい．緊急性はないので後日耳鼻科受診として処置をしてもよい．

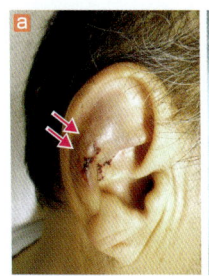

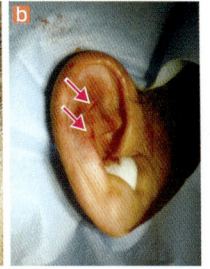

図1 耳介血腫
a：転倒し打撲．耳介の対輪脚に血腫を認める．
b：矢印部を小切開し血腫を除去した．次いで縫合を行う．

●参考文献
1) 肥塚泉：耳鼻咽喉科・頭頸部領域のスポーツ外傷1．耳・側頭骨．耳喉頭頸 67：20-27, 1995

第6章
泌尿器科

① 泌尿器の解剖 224
② 診察の仕方 227
③ 尿検査の結果の見方 229
④ 泌尿器科領域の画像診断 231
⑤ 尿閉 236
⑥ 血尿 238
⑦ 尿管結石 240
⑧ 尿路感染症 243
⑨ 急性陰嚢症（精索捻転，精巣上体炎） 249
⑩ 陰嚢外傷 252
⑪ 嵌頓包茎 254
⑫ 亀頭包皮炎 255
⑬ 包皮のファスナー食い込み 256
⑭ 陰茎折症 259
⑮ Fournier 壊疽 260

1 泌尿器の解剖

> **POINT**
> - 体液中の老廃物などを尿にして体外に排出することに関与する器官を泌尿器といい，具体的には腎臓から膀胱を経て外尿道口に至る各種臓器の総称である（図1～3）．

副腎
- 両側腎上部のGerota筋膜内に存在する大きさ3～4 cmで扁平な形状をしている左右1対の臓器．皮質と髄質よりなり，皮質からは鉱質コルチコイド，糖質コルチコイド，性ホルモンが分泌され，髄質からはカテコールアミンが分泌される．

腎
- 第12胸椎～第2腰椎の高さの後腹膜腔にあり，Gerota筋膜に覆われ，長径約10 cmでソラマメの形状をしている左右1対の臓器．右腎は肝臓によって下方へ押され，左腎よりも下側に存在している．
- 体液の管理，不純物の排泄，酸塩基平衡の調節，ビタミンDの活性化やエリスロポエチン，レニンの産生などに関与している．
- 腎臓で作られた尿は腎盂，尿管を経由して膀胱へと流れる．腎動脈は大動脈より分岐し，腎静脈は下大静脈へ流入する．腹側より腎静脈，腎動脈，尿管の位置関係にある．

尿管
- 腎盂から膀胱まで蠕動運動により尿を流す左右1対の管腔臓器．背側から腹側に向かって走行している．生理的な狭窄部位は，①腎盂尿管移行部，②総腸骨動脈との交差部，③尿管膀胱移行部，の3か所である．

膀胱
- 恥骨の背側にある尿をためる袋状の臓器．尿管からの尿は左右尿管口から膀胱へと流れる．通常150 mLほど尿がたまると尿意を

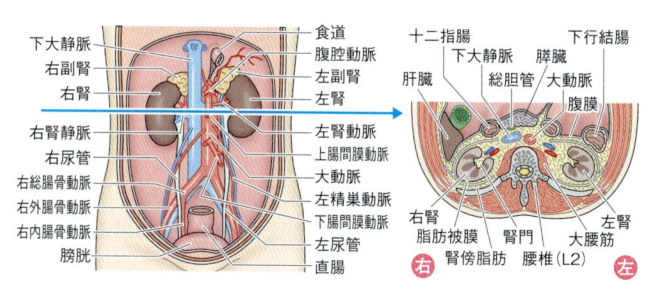

❶ 泌尿器の解剖

図1 腎臓と尿管・大血管との位置関係
a. 正面
b. 横断面（下方より第2腰椎の高さを見る）

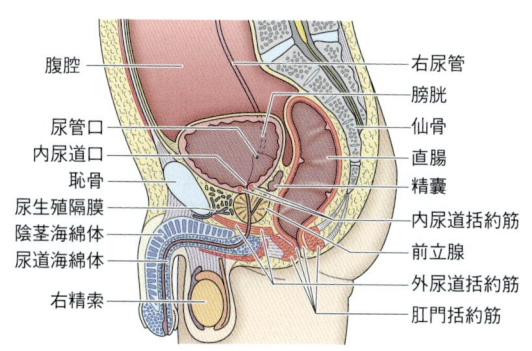

図2 下部尿路・生殖器の正中断（男性）

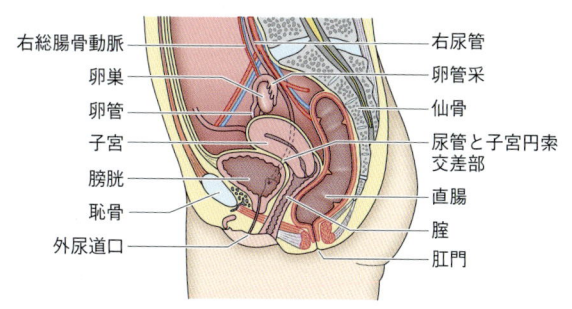

図3 下部尿路・生殖器の正中断（女性）

感じるが,尿閉患者では700〜800 mLほども貯留している場合があり,恥骨の上に張りがある.

尿道
- 膀胱より末梢の管腔臓器.男性で16〜18 cm,女性で約3 cmである.男性では尿生殖隔膜より末梢を前部尿道(球部尿道,振子部尿道),膀胱側を後部尿道(膜様部尿道,前立腺部尿道)と呼ぶ.

前立腺
- 膀胱直下の直腸前方にあり尿道を取り囲むクルミ大の臓器.直腸診で触知可能である.前立腺液をつくる.前立腺部尿道の精丘という隆起に射精管が開口する.

精巣
- 陰嚢内にある左右1対の球状の臓器で白膜に囲まれている.精子をつくる.
- 精子は精巣の頭側に付属する精巣上体,精管を通り,前立腺背側にある精嚢より分泌される精嚢分泌液と混合され,射精管を経て精丘で前立腺液と一緒になり尿道から体外へと射出される(通常精巣静脈は右は下大静脈,左は左腎静脈に流入する).

陰茎
- 左右1対の陰茎海綿体とその腹側(下側)の尿道海綿体よりなり,尿道海綿体の中を尿道が通る.尿道海綿体の先端は亀頭を形成する.

② 診察の仕方

- 泌尿器科疾患が疑われる患者の主訴として，腰背部痛，下腹部痛，陰嚢痛，会陰部痛，排尿時痛などの疼痛，排尿困難や尿失禁などの排尿障害，血尿などが挙げられる．腰背部痛，下腹部痛などは内科的疾患でも認められる症候であり，鑑別に苦慮することも多い．

● 症状とその原因となる疾患

▎「疼痛」の原因となる疾患
- **腰背部痛**…上部尿管結石，腎盂腎炎，腎梗塞，水腎症など
- **下腹部痛**…尿閉や下部尿管結石など
- **陰嚢痛**…精索捻転や精巣上体炎など
- **会陰部痛**…前立腺炎など
- **排尿時痛**…尿道炎，前立腺炎，膀胱炎，膀胱・尿道結石など

▎「排尿障害」の原因となる疾患
- **基礎疾患によるもの**…脳血管障害，脊椎・脊髄疾患，変性疾患（Parkinson病など），糖尿病，前立腺癌，前立腺肥大症，尿道狭窄，尿路の手術歴
- **薬剤の使用によるもの**…感冒薬，胃腸薬，止瀉薬，抗コリン薬，抗ヒスタミン薬，向精神薬，抗うつ薬，抗不安薬，麻薬
- アルコール

▎「血尿」の原因となる疾患
- 腎癌，尿路上皮癌，前立腺癌，前立腺肥大症，腎動静脈奇形，腎梗塞，糸球体疾患，尿路結石，尿路感染症，特発性腎出血，外傷，抗凝固薬の使用など

● 診察時の留意点

- 症状の発症時期，頻度，持続時間，誘因，増悪・寛解因子などの問診は平易な言葉を用い，詳細に情報を聞き出す．また既往歴，

家族歴，アレルギー歴，薬剤使用歴も忘れずに聴取する．
- 腹部の診察は膝を軽く屈曲させ，腹部の力を抜いて行う．
- 尿管結石は結石の存在する周辺の圧痛を訴える場合が多く，水腎症をきたしていれば，肋骨脊柱角(CVA：costovertebral angle)を軽く叩くと叩打痛を認めることが多い．CVAの叩打痛は水腎症のほかに腎盂腎炎や腎梗塞などでも認める*．
- 尿閉の際は視診で腹部の膨隆を認めることもあるが，触診にて強い尿意を訴えることが多い．
- 陰茎や陰嚢，女性の外陰部の診察の際は，非常に痛みを感じやすい部位であるため特に愛護的に行うよう注意する．
- 陰茎であれば，包皮なのか陰茎自体の異常なのか，陰嚢であれば精巣なのか精巣上体の異常なのかを丁寧に診察する．仮性包茎の患者の包皮を無理に翻転すると嵌頓包茎の原因になるので決して行ってはならず，専門医に委ねたほうがよい．

---

*尿管結石嵌頓により尿管が急速に閉塞し，腎盂内圧が急激に上昇して起こるような激痛を疝痛と呼ぶ．

③ 尿検査の結果の見方

- 尿検査は泌尿器疾患の診断の基本である．救急外来では尿沈渣検査までは施行できないことが多いが，一般検尿は可能であるので，検査結果の意味するところを解説する．

● 尿一般検査

- **pH**…正常では尿の pH は 6 前後であるが食事や運動の影響を受け，健常者でも 5.0～8.0 の範囲で変動する．糖尿病や腎疾患では酸性(pH 低下)に傾き，尿路感染症や過換気ではアルカリ性(pH 上昇)に傾く．
- **比重**…尿比重の正常は 1.015～1.025 であるが，脱水では比重が増加する．
- **潜血反応**…血尿だけでなく，ヘモグロビン尿やミオグロビン尿でも陽性になる．
- **白血球**…陽性の場合は，尿路感染症による尿中白血球の存在が示唆される．
- **尿蛋白**…運動や発熱によっても一過性の尿蛋白を認めることもあるが，腎疾患や尿路感染症では持続的な尿蛋白を認める．
- **ケトン体**…肝臓において脂肪酸から生成される．糖尿病，飢餓状態，高脂肪食，運動後などで尿ケトン体が陽性となる．
- **亜硝酸**…陽性では尿路感染症による尿中細菌の存在が示唆される．細菌が硝酸塩を亜硝酸に還元する能力を有する．

● 尿沈渣

- 尿を遠心分離し沈殿物を検鏡するものである．検査で陽性だった場合の鑑別疾患を列挙する．
- **赤血球**…赤血球 5 個/HPF(400 倍強拡大 1 視野)以上を血尿と呼ぶ．尿路結石，尿路感染症(腎盂腎炎，膀胱炎，前立腺炎など)，尿路悪性腫瘍(腎癌，尿路上皮癌，前立腺癌など)，前立腺肥大症，糸球体疾患，特発性腎出血，外傷など．
- **白血球**…白血球 5 個/HPF(400 倍強拡大 1 視野)以上を膿尿と呼

ぶ．尿路感染症など．
- **結晶成分**…尿路結石など．
- **上皮細胞**…少数の扁平上皮細胞は正常でも女性に多くみられる．尿路感染症，尿路悪性腫瘍など．
- **円柱細胞**…腎盂腎炎，ネフローゼ症候群などのさまざまな腎疾患．
- **異形細胞**…尿路悪性腫瘍など．

④ 泌尿器科領域の画像診断

- 救急領域では超音波検査，単純X線検査，CTを使用することが多いが，なかでも超音波検査は侵襲が少なく，簡便に行うことができるため，頻繁に施行される．

● 超音波検査

- 泌尿器科領域では主に経皮的走査にて腎臓，膀胱，前立腺，陰嚢を観察する．

腎臓

- 正常腎は，低エコーの腎実質の内側に高エコーの中心部エコー像（CEC：central echo complex）が描出される（図1）．
- 主に腹臥位で背側からか，仰臥位で腹側から検査を行う．腎臓は呼吸性変動するため呼吸や息止めを利用して検査を行う．
- 水腎症は拡張した腎盂・腎杯がCEC内の低エコー域として描出される（図2）．
- 囊胞も低エコー域として描出されるが，特に傍腎盂囊胞は水腎症との鑑別が困難なことがある．
- 結石は高エコーに描出され，音響陰影を認める．

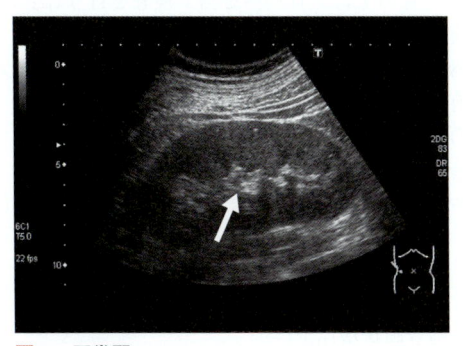

図1 正常腎
矢印がCEC．

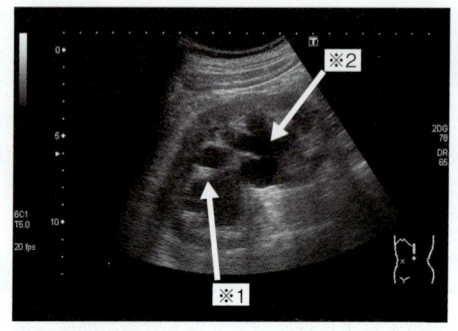

図2 水腎症
※1がCEC，※2が拡張した腎盂・腎杯．

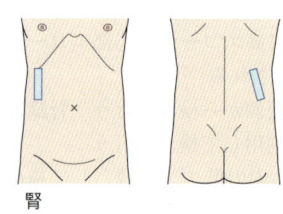

腎　　　　　　　　　　膀胱・前立腺
図3 プローベを当てる位置

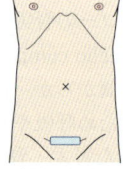

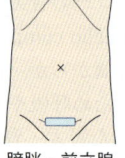

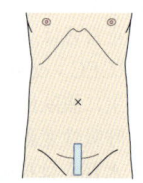

膀胱・前立腺
- 仰臥位で恥骨の上にプローベを当て検査を行う(図3)．横断面，矢状面を描出する．
- 尿閉，膀胱腫瘍，膀胱内凝血塊，膀胱結石，前立腺肥大症などの診断に有用である．
- 膀胱結石は膀胱腫瘍と同様に突出する高エコー域として描出されるが，音響陰影を伴い，体位によって動く．
- 凝血塊や膀胱に突出する肥大した前立腺も高エコー域として描出される．
- 残尿量・前立腺体積は横断面，矢状面より以下の式にて計算される(図4，5)．
- 残尿量・前立腺体積(mL) =
  　　　　　左右径(cm)×上下径(cm)×前後径(cm)×1/2

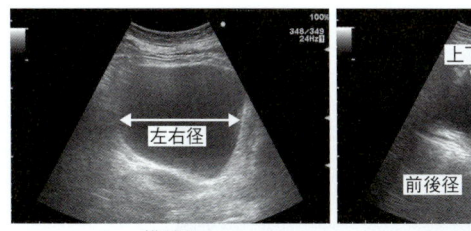

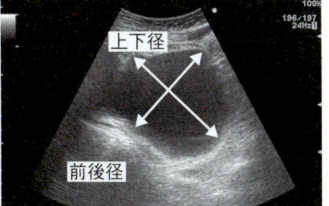

図4 残尿量

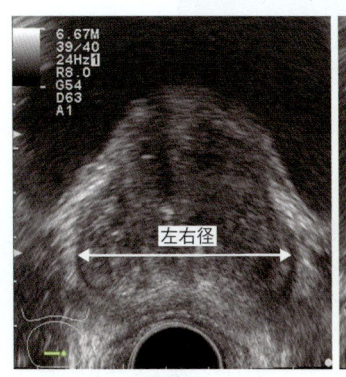

図5 前立腺体積

- 前立腺の体積は正常では10〜20 mLであり，20 mL以上は前立腺肥大と定義される．30 mL以上では尿閉の危険リスクが上がり，50 mL以上は重症な肥大である．

陰嚢
- 十分なゼリーを使用し表在用プローベを用いるのが好ましい．必ず対側と比べる．
- 正常な精巣は内部エコーが均一な充実性組織である．
- 陰嚢水腫は精巣周囲に均一な低エコー域を認める．
- 精巣腫瘍は内部不均一，出血，壊死，石灰化などを認める．

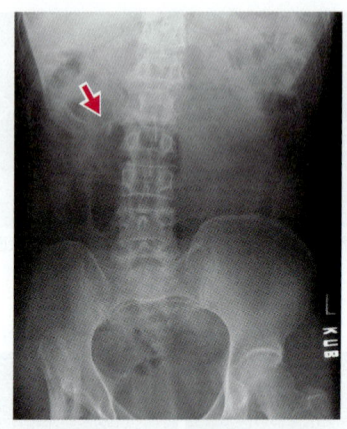

図6 KUB
第3腰椎右側に石灰化陰影を認める.

- 精索捻転ではドプラ法にて患側精巣の血流低下や消失を認める.
- 外傷によって精巣が損傷している場合は,辺縁不整,白膜の断裂,不均一な内部エコー,陰嚢血腫などの所見を認める.
- 精索捻転や精巣損傷は緊急を要する疾患であり,エコー上はっきりしなくとも臨床的に上記が疑われる場合は,速やかな泌尿器科専門医へのコンサルトが望ましい.

● X線検査

- X線撮影は腎上極から恥骨まで含まれる KUB(Kidney, Ureter, Bladder の頭文字)を撮影する.
- KUB は通常仰臥位で撮影するが,尿路結石は消化管穿孔と症状が酷似している場合もあり,また棘突起に重なっていると診断に苦慮する場合があるので,free air 検索や脊椎と結石の位置関係を変える目的で立位と臥位の2方向の撮影を基本としたい.
- KUB では腎臓の大きさ・位置・形のほか,腸腰筋陰影,尿路結石を含む石灰化の有無,異物の存在,骨の変化(二分脊椎,腫瘍の転移像など),消化管のガス像などが観察できる(図6).
- 特に尿管結石と骨盤内の石灰化(特に静脈石)は判別が困難なこと

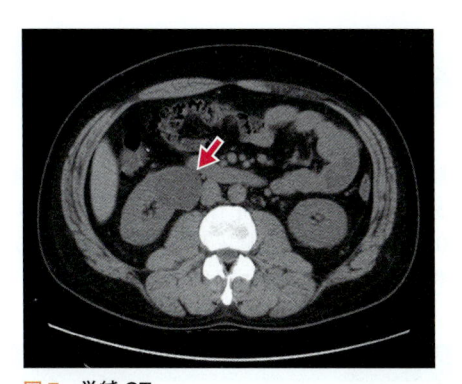

図7 単純CT
単純CTにて発見された右腎腫瘍．しかし，良悪性の判断には造影CTが適している．結石の画像は➡ p.241．

が多く，さらにX線陰性結石も多く存在するため，尿管結石の確定診断には単純CTが推奨される．

● CT

- 尿路結石が疑われた場合の確定診断に最も適している画像検査は単純CTである（図7）．単純CTの診断能力は超音波検査やX線検査より高く，X線陰性結石も診断可能である．しかし，単純CTにて尿路結石の診断に至らなかった急性腹症は，その他の原因検索を要する．
- また，血尿の原因検索，特に腫瘍性病変の診断には単純CTでは不足であり，造影CTが適している．

5 尿閉

- 尿閉とは膀胱内に充満している尿を排尿できない状態である。腎臓からの尿の排泄が低下し，1日の尿量が 400 mL 以下となった乏尿，100 mL 以下となった無尿とは区別が必要であり，尿閉は速やかに膀胱尿を体外に排出することが重要である。高齢男性に多い。

● 診断

- 著明な尿意や腹痛を認め，時に冷汗や頻脈をきたす。しかし，高齢者や神経因性膀胱の患者では症状の乏しい場合もある。
- 血尿，疼痛，発熱などその他の症状がないかを聴取する。
- 前立腺肥大症や前立腺癌や尿道狭窄などによる下部尿路閉塞，尿路の手術歴，糖尿病や脳血管障害や脊椎・脊髄疾患や変性疾患（Parkinson 病など）による神経因性膀胱，排尿障害をきたす薬剤（➡ p.227）の服用やアルコール摂取などがないかを聴取する。
- 超音波検査が必須である。恥骨上部にプローベを当て，膀胱内に充満する尿を観察する。残尿量は横断面と矢状面より測定できる（➡ p.232）。両側腎臓も観察し，尿閉の影響で水腎症をきたしていないかをチェックする。
- 超音波検査にて水腎症を認めれば，腎機能を調べるために採血も行う。

● 処置

- 尿道カテーテルの留置を行う。太さは 14 Fr 程度を使用する。利き手が右手であれば，患者の右側に立ち，左手で陰茎を垂直に引き上げ，右手で挿入する。
- カテーテルが容易に挿入できない場合は 16 Fr や 18 Fr といった太いカテーテルを使用することにより，コシが生まれて容易に挿入できる場合がある。また 10 mL のシリンジにキシロカイン®ゼリーを入れ，尿道に注入してもよい。それでも挿入困難な場合は先が彎曲している Tiemann カテーテルを用いる。

- 通常前立腺肥大症が原因でカテーテルが挿入できないことはないので，これらを行ってもカテーテルが挿入できない場合は尿道狭窄や尿路の手術歴などが考えられ，決して無理な挿入は行ってはならない．その際は泌尿器科医によるスタイレットを用いた挿入やガイドワイヤーや膀胱鏡を用いた挿入が必要となる場合がある．無理な挿入を行って血尿になったり偽尿道を作ってしまうとその後の操作が困難になる．
- 挿入できた際は必ずカテーテルを根本近くまで挿入し，尿の流出が確認できてからバルーンを膨らませる．排出される尿の色調と量は必ず記載する．また尿閉が解除された際に，迷走神経反射をきたし血圧が低下する場合もあるので，血圧は定期的に測定する．
- 導尿で一時的に尿閉を解除できたとしても，患者帰宅後に再び尿閉をきたすことも十分考えられるので，尿道カテーテルは抜去せずに留置し，ハルンバッグを接続した状態で帰宅させ，翌営業日に泌尿器科を受診させる．

6 血尿

- 血尿とは尿に赤血球が混入した状態である．本人が気づく肉眼的血尿と，尿検査によって初めて指摘される顕微鏡的血尿に分類されるが，救急外来を受診するような血尿は肉眼的血尿である．また，症状の有無で症候性血尿と無症候性血尿に分類される．
- 肉眼的血尿をきたす疾患としては，尿路結石，尿路感染症，腎癌，尿路上皮癌，前立腺癌，前立腺肥大症，腎動静脈奇形，腎梗塞，糸球体疾患，特発性腎出血，外傷などが挙げられる．症候性肉眼的血尿の原因としては尿路結石と尿路感染症が圧倒的に多いが，50歳以上の無症候性肉眼的血尿の原因で最も多いのは膀胱癌である．

● 診断

- 症状の有無，出現時期，間歇的か否か，排尿中のどのタイミングで赤いかが重要である．

> - 初期血尿（排尿のはじめだけ赤い）➡ 前立腺部尿道より遠位からの出血
> - 終末時血尿（排尿の終わりだけ赤い）➡ 膀胱頸部～前立腺部尿道からの出血
> - 全血尿（排尿のはじめから終わりまで赤い）➡ 膀胱および上部尿路からの出血

- 抗凝固薬内服の有無，女性の場合は月経中であるかどうか，さらには既往歴，家族歴も聴取する．
- 無症候性肉眼的血尿は悪性腫瘍の可能性を考えなければならない．
- 検尿にて尿潜血を確認するだけでなく，尿沈渣検査（➡ p.229）も行うべきである（ヘモグロビン尿，ミオグロビン尿でも尿潜血は陽性になる）．
- 膿尿の有無，蛋白の有無も確認し，膿尿を認めれば尿培養も行う．

- 蛋白や円柱を認める場合は糸球体性血尿も考え内科受診の必要がある.
- 超音波検査で水腎症の有無,結石の有無,腎や膀胱の腫瘍性病変の有無,膀胱内凝血塊の有無を確認する.
- 大量の血尿であれば採血で貧血,腎機能を確認する.

処置

- 膿尿を認め尿路感染症が強く疑われる場合は,経口ニューキノロン系薬ないしは経口第3世代セフェム系薬を処方する.
- 結石では適宜鎮痛薬を処方する.
- その他の血尿でも,全身状態がよく,排尿もできていて,採血で貧血や腎機能障害がなければ,帰宅可能であり翌日の泌尿器科受診を指示する.適宜止血薬の投与も検討する(トランサミン®,アドナ®など).
- 膀胱内の大量の凝血塊による尿閉で,細いバルーンカテーテルを挿入しても貯留した尿を排出できない場合は20 Fr以上の太いバルーンカテーテルを挿入し,50 mL程度のカテーテルチップで膀胱内を洗浄する.その際,回収できないからといって水を入れすぎると膀胱破裂の原因となるので注意を要する.
- 著明な貧血がある場合,膀胱内の大量の凝血塊による尿閉や腎不全をきたしている場合は早急な泌尿器科コンサルトが必要である.

●参考文献

1) 血尿診断ガイドライン編集委員会(日本腎臓学会・日本泌尿器科学会・日本小児腎臓病学会・日本臨床検査医学会・日本臨床衛生検査技師会):血尿診断ガイドライン2013,ライフサイエンス出版,2013

7 尿管結石

- 上部尿路(腎尿管)結石と下部尿路(膀胱尿道)結石があるが，約96％が上部尿路結石である．上部尿路結石は男女ともにカルシウム結石が最多で90％以上である．
- 下部尿路結石に関して，男性はカルシウム結石が最多で約70％，次いで尿酸結石が約14％．女性は感染結石が最多で約50％，次いでカルシウム結石が約44％である．
- 男女比は2.4：1で男性優位であり，男性の7人に1人，女性の15人に1人が人生に一度は尿路結石に罹患する．

● 診断

- 片側性の腰背部痛や下腹部痛，悪心・嘔吐などの症状を認める．
- 粘膜損傷や尿管攣縮による局所の痛みや，尿路の閉塞による腎盂内圧の上昇に伴う腰背部痛を訴える．よって，結石の存在する周辺の圧痛を認める場合が多く，水腎症をきたしていれば，患側CVAの叩打痛を認める．
- 検尿・尿沈渣検査にて血尿や膿尿の有無を確認する．
- まずKUBにて石灰化の有無を確認するが，静脈などの石灰化との鑑別が困難なことがあり，KUBでの診断率は低い．また，尿酸結石などのX線透過性の結石は診断できない(図1)．
- 超音波検査は水腎症の程度を診断するのに適している．
- 単純CTは尿路結石の標準的な診断方法となりつつある．X線透過性の結石の同定も可能であり，腹痛のほかの原因検索にも有用である(図2)．
- 血液検査は腎機能や感染の合併による炎症反応の有無を確認する．
- 生理的狭窄部位は①腎盂尿管移行部，②総腸骨動脈との交差部，③尿管膀胱移行部，の3か所であり，尿路結石が停滞することが多い．

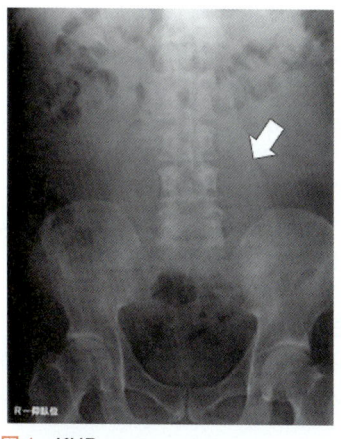

図1 KUB
第3〜4腰椎左側に石灰化陰影を認める(矢印).

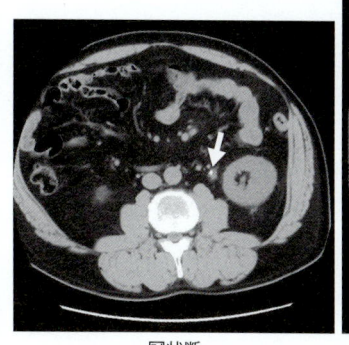

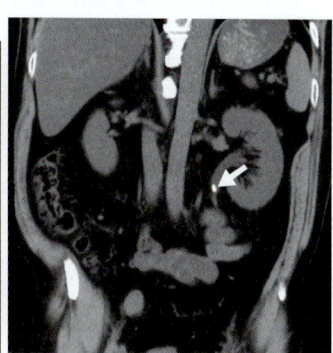

冠状断　　　　　　　　　　前額断

図2 単純CT
図1と同一症例.図1で認めた石灰化陰影は左尿管内にあり,左尿管結石と診断された.

● 処置

- 疼痛コントロールと飲水励行が基本である.
- 第1選択はNSAIDsであるが,腎機能の低下に注意を要する.

また効果が十分得られないときの第2選択は非麻薬性鎮痛薬であるペンタゾシンである．また尿管の攣縮による疼痛を止めるためにブチルスコポラミン（ブスコパン®）を用いてもよい．
- 長径10 mm以下であれば自然排石を期待できる．しかし小さな結石でも1か月を超えて排石されない場合や，コントロールできない疼痛がある場合は外科的治療を考慮する．
- 自然排石を促す薬剤として，α_1受容体遮断薬やCa拮抗薬があるが現在尿路結石に対する保険適用はない．

緊急性のあるもの

- 単腎の尿管結石または両側尿管結石嵌頓による腎後性腎不全（尿管ステント挿入や腎瘻造設を要する．場合によっては一時的な透析も要する）
- 尿管結石嵌頓による閉塞性腎盂腎炎（腎瘻造設を要する場合がある）
- 尿道結石嵌頓による尿閉（尿道カテーテルが挿入できなければ膀胱瘻造設を要する）
- 敗血症にまで進展したもの

●参考文献
1) 日本泌尿器科学会・日本泌尿器内視鏡学会・日本尿路結石症学会：尿路結石症診療ガイドライン2013年版，金原出版，2013

⑧ 尿路感染症

- 尿路感染症は主に細菌の逆行性感染によって起こる．**臨床経過により急性と慢性**に分けられ，**基礎疾患の有無により単純性と複雑性**に分けられる．
- 複雑性尿路感染症の基礎疾患としては，尿路奇形，尿路結石，ステント留置中，前立腺肥大症，前立腺癌，膀胱癌，神経因性膀胱，尿道狭窄，易感染宿主（糖尿病，ステロイドや抗がん薬の投与）などが挙げられる．
- 尿路感染症には尿道炎，膀胱炎，前立腺炎，精巣上体炎，腎盂腎炎があるが，高熱をきたすのは急性前立腺炎，急性精巣上体炎，急性腎盂腎炎である．
- 単純性尿路感染症の原因菌は，**グラム陰性桿菌**が多く，その中でも**大腸菌が全体の約80%**を占める．複雑性尿路感染症の原因菌は，単純性尿路感染症と比べ，大腸菌の頻度が減少し，**腸球菌や緑膿菌**などの頻度が増加する．複雑性尿路感染症は，抗菌薬の投与は補助的なものにすぎず，治療の基本は，基礎疾患の解決である．
- 尿検査は検尿検査だけでなく，必ず尿沈渣検査（→ p.229）を行い，膿尿の存在を確認することが重要であり，尿培養も必ず提出する．
- 膀胱炎で発熱をきたすことはないが，急性前立腺炎，急性精巣上体炎，急性腎盂腎炎のように発熱をきたす疾患が疑われたら必ず採血を行う．
- 治療の基本は抗菌薬投与であるが，重症でなく経口抗菌薬投与を行ったとしても必ず泌尿器科外来の受診を指示する．
- 入院の適応を判断することが重要である．高熱，白血球・CRPといった炎症反応の異常高値，高度な症状，全身状態が悪い場合は入院のうえ，輸液と抗菌薬の点滴加療を行うべきである．高齢者や糖尿病患者では臨床症状が乏しく，炎症反応が前面に出てこないこともある．

● 尿道炎

- 尿道炎は主に男性の性感染症として起こり，原因は主に淋菌とクラミジアである．

診断

- 排尿時痛と尿道分泌物が主訴となる．
- 淋菌性尿道炎の潜伏期間は3～7日であり，排尿時痛は強く，分泌物は膿性であることが多い．
- クラミジア性尿道炎の潜伏期間は1～3週間と長く，症状は軽く分泌物は漿液性から粘液性であることが多い．
- 検尿・尿沈渣検査にて膿尿を認める．
- 淋菌の診断は，①鏡検法，②淋菌培養，③核酸増幅検査法などで行う．鏡検法では尿道分泌物ないし初尿のグラム染色を行い，特徴的なグラム陰性双球菌を認めれば淋菌感染症の診断が得られ，下記治療を行う．
- 淋菌性尿道炎にクラミジア性尿道炎が合併している場合もあるため，同時にクラミジアの検査も行っておく．また，鏡検法で淋菌が陰性であっても，尿の淋菌培養または核酸増幅検査法も行っておく．
- クラミジアの診断は，①酵素免疫法，②拡散増幅検査法などで

処方例

①淋菌
- ロセフィン®注(1 g)　1回1 g　1日1回　静注　単回投与
- トロビシン®注(2 g)　1回2 g　1日1回　筋注　単回投与

②クラミジア
- ジスロマック®錠(250 mg)　1回4錠　1日1回　1日間
- ジスロマック®SR成人用ドライシロップ(2 g)　1回2 g(成分量として)　1日1回　水に懸濁して内服　1日間
- ビブラマイシン®錠(100 mg)　1回1錠　1日2回　7日間
- クラビット®錠(500 mg)　1回1錠　1日1回　7日間
- クラリス®錠，クラリシッド®錠(200 mg)　1回1錠　1日2回　7日間
- ミノマイシン®錠(100 mg)　1回1錠　1日2回　7日間

行う.
- 培養や酵素免疫法や拡散増幅検査法といった検査は結果が同日には出ないため，鏡検法で淋菌の診断がつかない場合はクラミジアを疑い前記処方を行い帰宅させ，後日泌尿器科受診を指示する．救急外来で鏡検法を行えない場合も，必要な検体検査を提出し，臨床所見より前記処方を行う．
- 患者は病原の陰転化を確認するまでの外来通院を要することとなる．

● 急性膀胱炎

- 膀胱炎は性的活動期の女性に多く男性に発症することは稀である．

診断

- 排尿時痛，頻尿，残尿感，尿の混濁，下腹部不快感などが主訴となり，発熱は伴わない．
- 血尿を伴うこともあり，血尿を主訴に受診することも多い．
- 検尿・尿沈渣検査では膿尿がみられ，必ず尿培養を提出する．
- 反復する膀胱炎は尿路上皮癌も疑い，尿細胞診，腹部超音波検査を施行する．
- 排尿時痛に加え，高熱や白血球・CRP といった炎症反応の異常高値を認めたり，全身状態が悪い場合には急性腎盂腎炎や急性前立腺炎の可能性も考えられる．

処置

- 急性単純性膀胱炎に対しては経口ニューキノロン系薬ないしは経口第3世代セフェム系薬を3日間投与する．妊婦の膀胱炎はニューキノロン系薬の使用を避け，第3世代セフェム系薬を3日間投与する．
- 後日の泌尿器科受診を指示し，症状や尿所見の改善をもって治療を終了することとなる．症状や尿所見の改善がない場合は，尿培養の結果をもとに抗菌薬の継続，変更を検討する．
- 基礎疾患を有する複雑性膀胱炎は，膿尿があっても無症状の場合は治療対象とはならないが，急性増悪し症状をきたした場合には

通常7〜14日間の抗菌薬投与を要する．繰り返している場合は以前の尿培養の結果も考慮し抗菌薬を選択するが，基礎疾患に対する治療が肝要である．

● 急性前立腺炎

- 救急外来を受診する患者は主に，前立腺への逆行性細菌感染によって生じる急性細菌性前立腺炎の患者である．会陰部の痛み，頻尿，排尿時痛，残尿感，発熱，尿閉などを主訴として来院する．悪寒・戦慄を伴う発熱を呈し入院を要することも少なくない．
- 一方尿中白血球が陽性でも，尿培養で細菌が検出されない非細菌性前立腺炎は，慢性前立腺炎として経過する．原因としては骨盤内静脈のうっ滞や，精神的要因などが考えられ，治療に難渋することが多い．細菌性前立腺炎が慢性化する場合もあるが，慢性前立腺炎では発熱を呈することはない．

診断
- 会陰部の痛み，頻尿，排尿時痛，残尿感，発熱，尿閉などが主訴となる．
- 直腸診は敗血症を引き起こす原因となるため，行わない．
- 検尿・尿沈渣検査では膿尿がみられ，必ず尿培養を提出する．
- 血液検査では，白血球・CRPといった炎症反応の上昇がみられる．

処置
- 軽症〜中等症の場合は，経口ニューキノロン系薬を投与し入院の必要はない．抗菌薬の投与期間は2〜4週間要するが，救急外来であれば次回の泌尿器科外来受診時までの処方とする．
- 重症例（高熱，白血球・CRPといった炎症反応の異常高値，高度な排尿症状，全身状態が悪いなど）は入院のうえ輸液と抗菌薬の点滴加療を要する．その際の抗菌薬は注射用第2，第3世代セフェム系薬を使用する．尿閉時に導尿を行うか膀胱瘻を造設するかは泌尿器科医と相談するべきである．

● 急性腎盂腎炎

- 膀胱から腎盂や腎実質に及んだ逆行性細菌感染症．性的活動期の

女性に多い．発熱，患側の腰背部痛を認める．悪寒・戦慄を伴う発熱，全身倦怠感，悪心・嘔吐などの全身症状を呈し入院を要することも少なくない．高齢者や糖尿病患者では症状が乏しいこともある．

診断
- 膀胱炎が先行することが多く，頻尿や排尿時痛といった膀胱炎症状に引き続き，発熱，患側の腰背部痛の他に全身倦怠感，悪心・嘔吐などの全身症状を認める．
- 患側 CVA の叩打痛を認める．
- 検尿・尿沈渣検査では膿尿がみられ，必ず尿培養を提出する．しかし，患側の尿路の閉塞がある場合は，尿検査が陰性となることもある．
- 血液検査では白血球・CRP といった炎症反応の上昇がみられる．
- 超音波検査を行い水腎症の有無を確認する．

処置
- 急性単純性腎盂腎炎は，軽症〜中等症では経口ニューキノロン系薬や経口第3世代セフェム系薬を第1選択とする．投与期間は通常2週間であるが，救急外来であれば次回の泌尿器科外来受診時までの処方とする．
- 重症例(高熱，白血球・CRP といった炎症反応の異常高値，強い症状，全身状態が悪いなど)は，入院のうえ，輸液と抗菌薬の点滴加療を要する．その際の抗菌薬は第1〜2世代セフェム系薬あるいはβ-ラクタマーゼ阻害薬配合ペニシリン系薬とし，アミノグリコシド系薬の併用も考慮する．
- 複雑性腎盂腎炎は，発熱をきたしていれば抗菌薬にて加療を行うが，第2，第3世代セフェム系薬，β-ラクタマーゼ阻害薬配合ペニシリン系薬，アミノグリコシド系薬，カルバペネム系薬などを使い分ける．
- 複雑性腎盂腎炎の中でも尿路結石の嵌頓や尿管ステントの閉塞により閉塞性腎盂腎炎をきたしている場合は重症化のリスクが高く，緊急ドレナージ(腎瘻造設)の適応となることもあるので注意を要する．

●参考文献

1) 日本性感染症学会(編):性感染症診断・治療ガイドライン 2011, 日本性感染症学会, 2011
2) 日本感染症学会, 日本化学療法学会(編):抗菌薬使用のガイドライン, 協和企画, 2011

9 急性陰嚢症(精索捻転, 精巣上体炎)

- 急性陰嚢症とは急激に発症する陰嚢の疼痛を主訴とする病態である. 精索(血管, 精管, リンパ管などを束ねた索状構造)がねじれる精索捻転は, ゴールデンタイム(6時間以内)に緊急手術を行わないと精巣が壊死に陥る可能性があるので, 精索捻転を見逃さないことが最も重要である.
- 急性陰嚢症で鑑別に挙がる疾患としては, 精索捻転の他に, 精巣上体炎, 精巣炎, 精巣垂・精巣上体垂捻転, 精巣外傷, 精索静脈瘤, 鼠径ヘルニア陰嚢内嵌頓などがある.

● 精索捻転

- 思春期前の青少年の深夜早朝に急激に発症することが多く, 陰嚢の激痛で発症し, 悪心・嘔吐を伴うこともある. 時間の経過とともに陰嚢全体の腫大を認める.
- 陰嚢内容を触診し, 圧痛部位を確認する. また, 精巣上体炎では, 陰嚢内容を挙上すると疼痛が緩和する(Plehn徴候陽性)が, 精索捻転では陰性であり逆に疼痛は増加する.
- ドップラー超音波検査で精巣への血流は消失している. 精索捻転の診断がつけば緊急手術(精索捻転解除術+対側精巣固定術)を施行する. ねじれた精索を戻して血流を回復させて精巣を陰嚢内に固定する.
- 精巣がすでに壊死に陥っている場合は, 精巣を摘出する. 対側精巣も今後ねじれないように同時に固定する. 診断がつかないときは迷わず精索捻転の解除を目的とした手術を行うべきであるので, 泌尿器科医へのコンサルトは躊躇してはいけない.

● 精巣上体炎

- 精巣上体への逆行性感染症だが, 性的活動期の男性ではクラミジアや淋菌などの性感染症が原因の大半を占め, 高齢者では大腸菌を中心とするグラム陰性桿菌が原因の大半を占める.
- 症状は陰嚢の疼痛の他に発熱, 陰嚢の腫脹がある. Plehn徴候は

陽性となる．採血にて白血球，CRP の上昇，検尿・尿沈渣検査にて膿尿を認める．超音波検査では血流の増加している腫大した精巣上体を認める．
- 発熱，陰嚢の腫大や疼痛が軽度であれば，尿培養提出後，ニューキノロン系の内服薬を処方し帰宅可能であり，後日の泌尿器科受診を指示する．
- 高熱を認める場合や疼痛や腫大などの症状が高度の場合は入院のうえ点滴抗菌薬加療が必要となる．その際の抗菌薬は注射用第3，第4世代セフェム系薬を使用する．

精巣炎

- 流行性耳下腺炎後5日前後で精巣の腫脹や疼痛をきたすので診断は容易である．陰嚢の冷却や解熱鎮痛薬の処方などの対症療法を行う．男性不妊の原因になる場合がある．

精巣垂・精巣上体垂捻転

- 精巣・精巣上体に付属する数 mm の遺残組織が捻転することによって起こる．早期では陰嚢に限局した有痛性の結節として触れることもあるが，時間がたつにつれ，陰嚢の発赤や腫脹をきたし，精索捻転との鑑別が困難になる．
- ドップラー超音波検査では，精巣や精巣上体の形状と血流は正常であるが，精巣や精巣上体に接して低エコー域が描出される．手術の必要はなく，NSAIDs で疼痛は数日で軽快することが多い．

精巣外傷

- ➡ p.252.

精索静脈瘤

- 精巣上部に認める静脈瘤だが，一般男性の約 10〜20％に認められ 2〜10％に陰嚢痛を認める．解剖学的理由から左側に多い．立位にて腹圧をかけさせると怒張する静脈が確認できる．
- 超音波検査にて拡張した静脈が精巣周囲に低エコー域として多数認められる．カラードップラー超音波検査にて静脈であることを確認する．緊急性はないが，疼痛を伴う場合と不妊の原因になっ

ていると考えられる場合は手術を行う．

● 鼠径ヘルニアの陰嚢内嵌頓

- 超音波検査を施行することにより，正常な精巣とともに，嵌頓した腸管や大網を認める．腸管は低エコーであり，腹圧とともに動く．用手的に整復できなければ手術を要する．

●参考文献
1) 日本感染症学会，日本化学療法学会（編）：抗菌薬使用のガイドライン，協和企画，2011
2) Redmon JB, et al: Varicocele--the most common cause of male factor infertility? Hum Reprod Update 8 : 53-58, 2002
3) Peterson AC, et al: Outcomes of varicocele ligation done for pain. J Urol 159 : 1565-1567, 1998

⑩ 陰嚢外傷

- 陰嚢の外傷はスポーツ，交通事故，産業事故，暴行，騎乗型外傷などで起こる．重要なのは精巣などの陰嚢内容物の損傷，尿道損傷の有無である．
- 陰嚢皮膚は伸縮性に富むので，損傷を受けにくいが交通事故や産業事故で陰嚢裂傷や，陰嚢皮膚が欠損する陰嚢剥皮症をきたすことがある．
- 精巣も陰嚢内を自由に移動できるので損傷を受けにくいが，主に恥骨に押し付けられて逃げ場を失った場合に損傷を起こす．

● 診断

- 強い疼痛を訴える場合が多いので，診察は特に愛護的に行う．
- 疼痛，腫脹以外に悪心・嘔吐も生じる場合がある．
- 尿道損傷があれば検尿・尿沈渣検査にて血尿を認める．
- 超音波検査は必須であり，まず精巣が陰嚢内にあることを確認する．
- 精巣内血腫を疑う所見は不均一な内部エコー像であり，精巣破裂を疑う所見は辺縁不整，白膜の断裂像である．また陰嚢血腫を認めることもある．
- 採血にて白血球・CRP といった炎症反応の上昇を認める場合がある．

● 処置

- 陰嚢裂傷のみであればデブリドマンの後縫合を行うのみである．わずかな陰嚢剥皮症であれば，陰嚢皮膚はよく進展するのでデブリドマンの後縫合を行うのみで済むこともあるが，欠損が大きい場合は再建を要する．陰嚢剥皮症は創の汚染がある場合は二期的に処置を行うこととなる．
- 軽度な精巣外傷でわずかな精巣内血腫のみであれば保存的に治療することもあるが，精巣破裂が疑われた場合には，手術にて白膜の断裂の確認を行うこととなる．その際，精巣の挫滅が強ければ

精巣を摘除することとなるが，精巣の損傷が軽度であれば，白膜を縫合するのみである．
- 精巣摘除を回避するためにも即座の手術が必要であるため，超音波検査にて少しでも精巣破裂が疑われれば手術を躊躇してはならない．
- また精巣腫瘍があるとわずかな外傷でも精巣内に出血をきたすことがあるため，軽度の精巣内血腫であり重症感がなくても必ず泌尿器科での経過観察を要する．

⑪ 嵌頓包茎

- 嵌頓包茎とは包皮輪が亀頭の最大径より狭く，翻転はできたものの元に戻すことができず，亀頭の近位側で陰茎を絞扼した状態である．
- 成人では診察や尿道カテーテル挿入の際に翻転した包皮を医療従事者が戻さなかった場合に，小児では本人や親が包皮を翻転し，その後戻さなかった場合に起こることが多い．
- 放置すれば亀頭の循環不全をきたし，壊死する危険があるためできるだけ早く整復を行う．

● 診断

- 亀頭の腫脹を認める．また，翻転して腫脹した包皮を亀頭の近位側かつ絞扼部の遠位側に認めるため，診断は容易である．

● 処置

- 包皮の腫脹が強い場合はまず圧迫して腫脹の軽減を行う．腫脹した包皮を両側の示指と中指にはさみ，両母指で亀頭を包皮輪の中に押し込む．
- 用手整復が困難な場合は，包皮を切開しなくてはならないこともあるため，泌尿器科医と相談するべきである．

⑫ 亀頭包皮炎

- 包茎のある小児（主に 2～5 歳頃）に生じる包皮先端の炎症．稀に 10 歳代～成人でも見られる．

● 診断

- 包皮および亀頭に発赤，腫脹を認める．症状と視診によりその診断は容易である．

● 処置

- 抗菌薬を含んだ軟膏を患部に塗布するか，炎症が強い場合には経口の抗菌薬投与を行う．
- 再発予防は包皮の脱転を行い，包皮内を清潔に保つことであるが，無理に行うと嵌頓包茎をきたす可能性もあるので，脱転したら必ず戻すように指導する．入浴の際に徐々に行うよう指示する．

⑬ 包皮のファスナー食い込み

- ズボンのファスナーを閉める際に，誤って包皮を巻き込んでしまう外傷である．
- ファスナーはスライダー，エレメント，テープの3つの部分で構成されている(図1)．スライダーによってエレメントを彎曲させ，隣のエレメントとの間に隙間を作り，そこに対側のエレメントがはまり込み，エレメントの頭部がひっかかりとなって歯車の原理でかみ合う．
- 鞄などのファスナーはかみ合っていないエレメント同士を引くだけで開けることができるが，ズボンのファスナーはスライダーのピンという突起がテープに刺さることによって滑り止めとなり，エレメントだけでは開けることができない．スライダーの引手を開けるように動かすことによりピンが外れると，スライダーを動かすことができる．
- 包皮を巻き込んでしまう状況として，スライダーが包皮を完全に乗り越えている状況(エレメントとエレメントの間に包皮が挟まり，スライダーは関係していない)と，スライダーとエレメントの間に包皮が挟まり，スライダーの身動きがとれなくなっている状況が考えられる．

● 診断

- 巻き込んでいるものが何なのか(包皮なのか，陰囊皮膚なのか，亀頭なのか)，ファスナーのどの部分に巻き込まれているのかを観察する(スライダーは包皮を越えているのか，越えていなければ，左右のエレメントのどちらとスライダーの間に包皮が巻き込まれているのか)．

● 処置

- スライダーがすでに包皮を越えていれば，包皮より足側のエレメントをハサミで切ることによって，エレメントが外れ，包皮との巻き込みを解除することができる．しかし，包皮がスライダーと

⓭ 包皮のファスナー食い込み ● 257

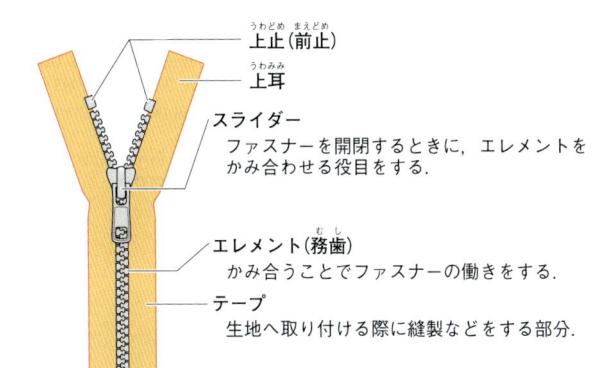

図1 ファスナーの構造

- 上止(前止)
- 上耳
- スライダー：ファスナーを開閉するときに，エレメントをかみ合わせる役目をする．
- エレメント(務歯)：かみ合うことでファスナーの働きをする．
- テープ：生地へ取り付ける際に縫製などをする部分．

エレメントの間に挟まれている場合は解除が困難なことがある．
- この場合はよく観察するために巻き込まれているファスナーを周囲のズボンから切り離して処置をするとよく観察できる．処置に伴い，痛みが予想される場合は，陰茎背神経ブロックを行う．
- 陰茎背神経ブロックは陰茎根部の2時，10時にアドレナリンの含まれていない1%キシロカイン®を注入する麻酔である．
- まず試すべきは，巻き込まれた部分に潤滑油をしみこませて，スライダーを引いてみる方法である．これがうまくいかなければ，以下の方法が報告されている．
  ▶ スライダーの中央の柱をワイヤーカッターで切断しスライダー自体を壊す．
  ▶ 巻き込まれている側と反対側のエレメントとスライダーの間にマイナスドライバーをすべり込ませて，ドライバーを回す力でスライダーとエレメントを離す．
- ただし無理をせず，泌尿器科医と相談し，場合によっては手術にて包皮ごと切除する方法も検討する．
- いずれにせよ，ピンが邪魔しているとスライダーは動かないので，スライダーの引手を開ける方向に引きながら処置を行うことが重要である．

●参考文献

1) Kanegaya JT, et al: Penile zipper entrapment: a simple and less threatening approach using mineral oil. Pediatr Emerg Care 9 : 90-91, 1993
2) Melick LB, et al: Wire cutters and penis skin entrapped by zipper sliders. Pediatr Emerg Care 27 : 451-452, 2011
3) Raveenthiran V, et al: Releasing of zipper-entrapped foreskin: a novel non-surgical technique. Pediatr Emerg Care 23 : 463-464, 2007

⑭ 陰茎折症

- 勃起時に強い外力が加わり，陰茎白膜が断裂することにより生じる陰茎の外傷．pennis fracture ともいう．無理な体位での性交渉で多く，自慰，寝返り，転倒事故などでも稀に生じる．

● 診断

- 陰茎白膜が断裂する際にボキっという音がなり，陰茎に激痛が生じることがほとんどである．また陰茎は受傷後弛緩し，血腫を形成し白膜断裂部の反対側に屈曲するので診断は容易である．

● 処置

- 血腫を除去し，断裂した白膜を縫合するため手術を要する．

15 Fournier 壊疽

- Fournier 壊疽は，外陰部に生じる壊死性筋膜炎である．
- 糖尿病などの易感染性の基礎疾患を有する患者の外陰部外傷，尿路性器感染症，肛門周囲膿瘍，毛嚢炎などの後に細菌感染することにより発症する．
- 致死率が高く(7.5～43%)早急な対応を要する．

● 診断

- 発熱，外陰部の疼痛，発赤，腫脹が主訴として挙げられ，診断は容易である．
- CT にて軟部組織の肥厚，膿，ガスの貯留を認め，感染の広がりが予測できる．
- 採血にて白血球・CRP といった炎症反応の上昇を認めるが，DIC をきたすこともあるため，凝固系のチェックも必須である．

● 処置

- 早急なデブリドマンを要するので緊急手術に備えた検査一式を行う．

●参考文献
1) Kim SY, et al: A contemporary analysis of Fournier gangrene using the National Surgical Quality Improvement Program. Urology 85 : 1052-1056, 2015

第7章
皮膚科

① 皮膚の解剖 262
② 診察の仕方 266
③ 蕁麻疹など皮疹全般 268
④ 帯状疱疹 273
⑤ アテローム,せつ,よう,胼胝,鶏眼,いぼ 276
⑥ 爪周囲炎,ひょう疽 280
⑦ 虫刺され 282
⑧ 咬創 285
⑨ 蜂窩織炎,丹毒 288
⑩ 凍傷 292
⑪ 熱傷,日焼け 294

1 皮膚の解剖

POINT

- 皮膚は表皮・真皮およびその深部の皮下脂肪織よりなる．その厚みや付属器は部位によって異なり，マイナー外科の実技においては押さえておくべき項目がある．
- 縫合においては，手掌・足底は内縫糸が異物または肉芽腫として残留することを鑑み，外縫のみを行う．陰茎・陰嚢には脂肪がなく，切開・切除時に注意が必要である．眼瞼・陰部は術後の圧迫固定が難しく，術後血腫を予防するためには術中の十分な止血が重要である．

はじめに

- 皮膚は最大の臓器であり，その表面積は成人で約 $1.6 \, m^2$ に及ぶ．皮膚は表皮，真皮，皮下脂肪織の3層からなり，その中に毛包，汗腺といった付属器と血管，リンパ管，神経などがある（図1）．
- 表皮の厚さは部位ごとに異なるが，0.06〜0.20 mm ほどであり，特に手掌では表皮肥厚と角質増生が顕著である．真皮の厚さも部位ごとに異なるが，約 2.0 mm ほどである．小さくつまみ上げることのできる厚さがほぼ真皮の厚さであり，簡便に類推することができる．皮膚の重量は，$2 \, mm \times 1.6 \, m^2$ であり，約 3 kg に相当する．

皮膚の構造と機能

- 生体保護のためのクッションの役割のみならず，体内外を隔てるバリア機能を有している．
- 表皮は主として角化細胞により構成されており，基底細胞から有棘細胞，顆粒細胞へと分化し，角層になる（図2）．また，表皮内にはメラニン細胞，Langerhans細胞も存在している．
- 皮膚の弾性は膠原線維，弾性線維によるもので，そのほかの発汗や血管の収縮・拡張による体温調節を担う．触覚・温痛覚を受容する知覚神経や，毛包，爪も皮膚の構成成分である．

❶ 皮膚の解剖 ● 263

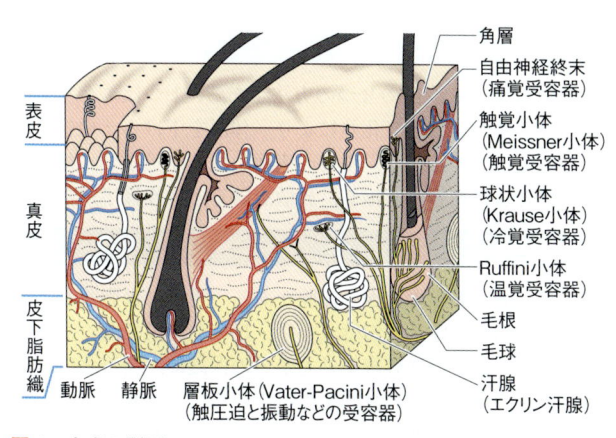

図1 **皮膚の断面**

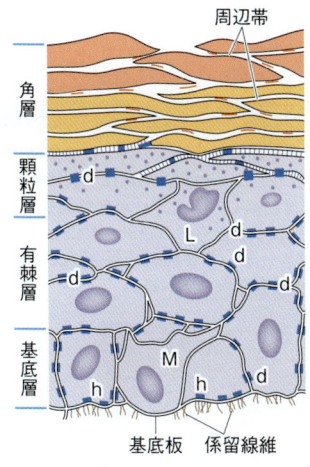

主なラベル:
- 表皮
- 真皮
- 皮下脂肪組織
- 角層
- 自由神経終末（痛覚受容器）
- 触覚小体（Meissner小体）（触覚受容器）
- 球状小体（Krause小体）（冷覚受容器）
- Ruffini小体（温覚受容器）
- 毛根
- 毛球
- 汗腺（エクリン汗腺）
- 動脈
- 静脈
- 層板小体（Vater-Pacini小体）（触圧迫と振動などの受容器）

図2 **表皮**

主なラベル:
- 周辺帯
- 角層
- 顆粒層
- 有棘層
- 基底層
- 基底板
- 係留線維

- d：デスモソーム
- h：ヘミデスモソーム
- L：Langerhans細胞
- M：メラニン細胞

7 皮膚科

● 体温調節のメカニズム

- 発汗と血管による調節の2つの方法がある．1つはエクリン汗腺による汗の蒸散による気化熱により，体温を下げる．血管による調節として，暑いときは，皮膚の表面の血管が拡張し，体温を放散，寒いときは血管が収縮し，放散を防ぐという機序がある．

● 付属器

- 皮膚には毛嚢・脂腺のほか，汗腺がある．毛嚢には脂腺とアポクリン腺が開口する．毛は口唇，手掌・足底，粘膜を除くすべての皮膚にあり，頭皮は紫外線や外力からの保護に，間擦部においては摩擦からの皮膚保護の役割を担っている．エクリン腺は直接表皮に開口する．その他，爪，神経，血管，リンパ管などがある．

● **参考文献**

1) Wein AJ, et al: Campbell-Walsh Urology, 10th Edition, ELSEVIER, 2011

---

memo　メラニン細胞とメラニン形成

- メラニン細胞は外胚葉由来の樹枝状細胞で，図3のようにDOPA反応陽性である．肌の色調の人種差は，メラニン色素顆粒の形状・数・分布による．例えば，白人は小型で，表皮下層に多く，黒人では大型で表皮全体に分布している．メラニン色素顆粒はチロジンからチロジナーゼにより合成され，顆粒は周辺の角化細胞へ受け渡される．基底細胞においては核帽として，紫外線防御，発がん予防としての役割を担っている．

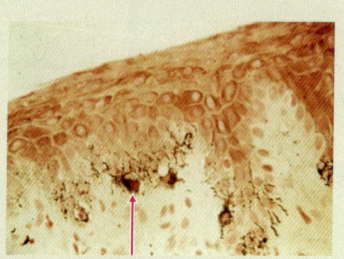

DOPA反応陽性のメラノサイト

図3　メラニン細胞

> **memo** Langerhans 細胞と免疫反応

- Langerhans 細胞は骨髄由来の免疫担当細胞で，T 細胞への抗原提示能を有する．電子顕微鏡で観察されるバーベック顆粒を有している特徴がある．MHC クラス II 抗原陽性で，Fc レセプター，補体に対するレセプターを有している．IL-1 分泌するほか，粘膜上皮，リンパ節，胸腺などにも分布している．

> **memo** 真皮と皮膚の弾性

- 真皮は膠原線維，弾性線維，基質からなり，真皮結合織の 90％ は膠原線維である．膠原線維はその大部分がタイプ 1 コラーゲンであり，弾性線維はエラスチン，細線維，無定型基質はムコ多糖，糖蛋白を指す．細胞成分は線維芽細胞，組織球が主であり，膠原線維は線維芽細胞が生合成し，マトリックスメタロプロテアーゼ-1 が分解する．弾性線維も線維芽細胞が生合成するが，分解はエラスターゼによる．無定型基質はヒアルロン酸やデルマタン酸をはじめとしたグリコサミノグリカン，フィブロネクチンよりなる．

2 診察の仕方

> **POINT**
> - 皮膚は患者が見ても医師が診ても，同じ皮疹が観察可能であることから，患者に対して「わからない」とは言いにくく，皮膚疾患を診断・治療する非皮膚科医の重圧は，とても大きい．
> - しかし，診察のポイントをつかみ，かつ一般的な疾患を見分けられるようになれば，苦手意識も克服可能であり，さらにはサブスペシャリティにすることも可能である．

● 診察のポイント

経過を確認する

- 丁寧に問診し，いつから症状が出現したのか，症状の広がりや自然経過がどうなのかなど，把握に努める．蕁麻疹や薬疹・中毒疹など全身発疹症ではこの点が特に重要になる．
- 熱傷，凍傷でも，何が原因で，どれくらいの時間経過であるのか，初期治療は何を行ったのかなどの情報収集が肝要である．

自覚症状をチェックする

- 皮膚科においては，痛み，かゆみなど，自覚症状の有無の確認が重要である．細菌感染症が痛くないことは通常なく，また蕁麻疹や湿疹がかゆくないこともない．また，帯状疱疹など，特徴的な痛みを訴える疾患もある．

個疹を詳細にみる

- 同じような皮疹が多発している場合においても，1つひとつの皮疹が何であるのかをじっくりみる必要がある．紅斑なのか，膨疹なのか，また丘疹なのか小水疱なのかなどで，凹凸のあるなしも重要であり，皮疹を触って確認する．

分布をみる

- 帯状疱疹のように片側性に神経領域に沿って生じる疾患や，薬疹・

中毒疹のように左右対称性に生じる疾患などがあり，その分布をみることは診断に役立つ．例えば，チャドクガ皮膚炎では非対称分布ながら，関節などを中心に広がる傾向がある．両下肢の発赤，腫脹においては，蜂窩織炎よりうっ滞性の脂肪織炎や結節性紅斑を疑うポイントになる．

混在した皮疹を見分ける

- 湿疹や蕁麻疹における掻き傷や，外用薬による接触皮膚炎など，修飾を受けた皮疹が混在し，元の皮疹を見分けることが難しいことがある．
- 水疱・びらん部の痂皮化や炎症後の色素沈着などは経過の中で見られるが，症状の活動性を見るためには，出現したての皮疹を見分ける必要がある．しかし，専門医でなくとも患者から詳細に問診することによってある程度これらを判別できることが多い．

---

memo 主な発疹の種類

- 紅斑…皮膚に生じた赤色の斑で，さまざまな形，大きさで生じる．赤い色調は血管の拡張や充血によるものである．
- 膨疹…皮膚の限局性の浮腫で，淡い赤みと膨隆がある．一過性で数時間〜1日で消える．
- 丘疹…約1cmまでの隆起性病変を指す．1〜2cmのものを結節と呼ぶ．

3 蕁麻疹など皮疹全般

> **POINT**
> - 全身に生じる急性発疹症は，救急外来でしばしば遭遇する疾患であり，非皮膚科医の頭を悩ませる疾患であることが多い．代表的な疾患を知っておくことで，多くの場合は対処可能である．

● 急性蕁麻疹

- 発疹の特徴は，急性発症し 24 時間以内に跡形もなく消える膨疹であり，**蚊に刺されたような発疹が多発し，地図状に広がり融合する**（図 1）．
- かゆみが強く，入浴やアルコール，運動など，体温が上昇する刺激により，皮疹とかゆみが増悪する．紅色皮膚描記症と言われる簡易検査が特異的であり，芯を出していないペンなどを用いて人工的に皮膚を擦ると，擦った部位が紅色調に膨隆する（図 2）．
- アナフィラキシー症状の合併の有無が肝心であり，呼吸苦，喘鳴，喉頭浮腫などの呼吸器症状や，血圧低下などの循環器症状を呈した場合には，ボスミン®の筋注（成人では 0.3 mg）など迅速な治療介入が必要になる．また，原因推定のため，感染，食事，薬剤については問診することが重要である．

治療
- アナフィラキシー症状のない場合の第 1 選択は，抗アレルギー薬の内服治療である．通常量で無効であるときには倍量投与が可能な薬剤は増量をし，倍量投与ができない薬剤の場合には抗ヒスタミン薬を追加する．
- 抗アレルギー薬，抗ヒスタミン薬に抵抗する場合には，ステロイド経口投与を追加する．その他，強力ネオミノファーゲンシー®の注射が用いられることもある．
- その他，ザイザル®，アレジオン®，タリオン®，エバステル®，クラリチン®，ポララミン®，タベジール®など多様な抗ヒスタミン薬が選択肢となる．

図1　急性蕁麻疹

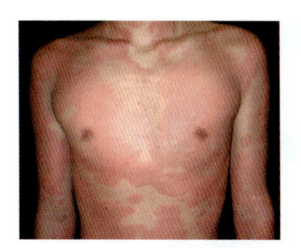

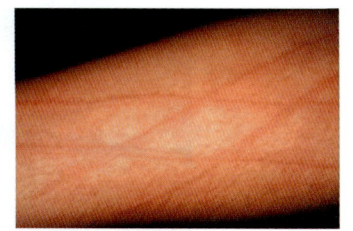

図2　急性蕁麻疹
擦った部位が紅色調に膨隆.

- 蕁麻疹で眠れないことも主訴に含まれることが多いので，眠気がある抗ヒスタミン薬であっても使いやすい．小児にはセルテクト®DS（1 mg/kg）が使いやすく，覚えやすい（例えば体重10 kgなら，セルテクト®DS 10 mg　分2　朝夕）.
- 併用する場合は抗ヒスタミン薬（ポララミン®，タベジール®など）を追加する*.

> **処方例**
> - アレロック®錠（5 mg）　1回1錠　1日2回　朝・夕食後
>   飲んで効かなければ追加可．　1日4錠まで.
> - アレグラ®錠（60 mg）　1回1錠　1日2回　朝・夕食後
>   飲んで効かなければ追加可．　1日4錠まで.

● 湿疹・皮膚炎

- かゆみで眠れないなどという主訴で来院することが多い．生命を脅かす心配はないが，このかゆみは不快であり，何らかの対処が必要になる（図3）.
- 発疹の特徴は，紅斑，丘疹，びらん，痂皮，鱗屑の形成で，これらが混在してみられる．急激な皮膚症状の変化はみられず，治癒の過程で色素沈着や苔癬化を伴う．外用治療が奏効するが，数日を要し，蕁麻疹のようにはすぐには治癒しない.

*第2世代抗ヒスタミン薬（抗アレルギー薬）に，ポララミン®など第1世代抗ヒスタミン薬を併用してもよい.

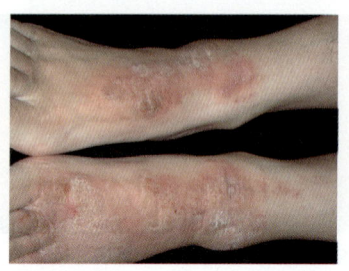

図3 湿疹

治療

- ステロイド軟膏を処方し，1日2回の塗布を指示する．ステロイド強度としては，Strongクラス（Ⅲ群）が適正である．全身に塗ると1回に5〜10gは使う．

● 中毒疹

- 全身の皮膚に発疹を認める疾患で，分布が左右対称であり，1つひとつの発疹が同じであるという特徴がある（図4）．発疹の形状により細分類されるが，それを覚える必要はない．伝染性疾患（麻疹，風疹，手足口病など）や蕁麻疹との鑑別が大切である．
- 薬剤や食事，感染症を誘因として生じるとされ，疑わしい薬剤がある場合には診断を薬疹として，被疑薬剤を中止することが最も

---

memo ステロイド薬の強度について

- 外用ステロイド薬は抗炎症作用と血管数種区機能の強さによって5段階に分けられる．「顔，頸部，腋窩，足関節周囲，外陰部」などは皮膚が薄く弱いステロイドでも効果的だが，「上腕，大腿，体幹部，手掌，足底」などは皮膚が厚く，強力なステロイドが使われる．

Ⅰ群 Strongest	デルモベート®
Ⅱ群 Very strong	フルメタ®，リンデロンDP®
Ⅲ群 Strong	リンデロンVG®，フルコート®
Ⅳ群 Medium	アルメタ®，ロコイド®，ケナログ®
Ⅴ群 Weak	オイラックスH®，エキザルベ®，プレドニン®

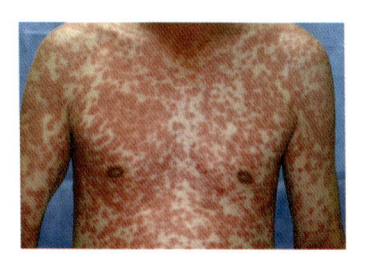

図4　多形紅斑型中毒疹

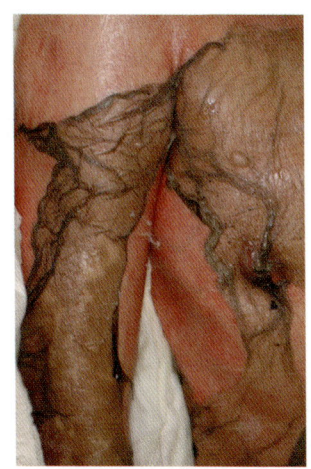

図5　中毒性表皮壊死症(TEN)

重要である．原因自体が取り除かれれば，平均2週間ほどで軽快する．かゆみがなければ経過観察でもよく，かゆみがあれば抗アレルギー薬の内服とステロイドの外用で治療する．粘膜疹，水疱形成などを生じると重篤化するため注意が必要である．

治療
- 抗アレルギー薬の内服と，かゆみがあればステロイド外用も処方する．

重症薬疹

- 薬剤を原因として生じる皮膚疾患のなかで，重症薬疹として早急な治療介入が必要な疾患がいくつかある(図5)．スティーブンス-ジョンソン症候群(SJS：Stevens-Johnson syndrome)，中毒性表皮壊死症(TEN：toxic epidermal necrolysis)，薬剤性過敏症症候群がこれに当たる．
- SJSやTENは水疱・びらんの出現が特徴的であり，これらの皮膚症状が見られた場合には，速やかに皮膚科専門医のいる病院への搬送が必要になる．

- また，特定の薬剤(カルバマゼピンなど)によって生じるとされる薬剤性過敏症症候群についても，ウイルスの再活性化やそれに伴う重篤化があること，治療やモニタリングの難しさから，皮膚科にコンサルトする必要がある．

④ 帯状疱疹

> **POINT**
> - 帯状疱疹は個々の発疹が小水疱の集簇であるという特徴に加え，分布も正中を境に片側性であることから，診断は容易である．**神経痛を残存さないためにも早期の治療介入が重要**で，救急疾患として適切な対処が求められる．

● 診断

- 皮膚症状の特徴は，①半米粒大ほどの小水疱で，中心臍窩とよばれる水疱中央の陥凹があること，②水疱周囲に紅暈とよばれる赤みがあること，③水疱が数個集まった疱疹として観察されること，である（図1）．また，その分布が片側性で，神経分節に沿って見られる．
- 神経痛について，患者は「ピリピリする痛み」「電気が走るような間欠的な痛み」「擦れて誘発される痛み」として訴えることが多い．発症初期には，**皮膚症状に先行して神経症状が出現することもあり**，特徴的な神経痛の症状と経過・分布から診断的治療を開始することもある．

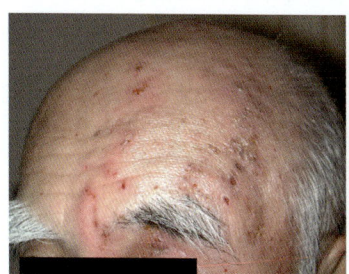

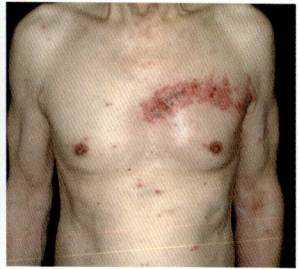

図1　帯状疱疹

● 治療

- 神経節に潜伏する水痘・帯状疱疹ウイルスの再活性化による皮膚・神経炎であり，治療は抗ウイルス薬の内服(バルトレックス®，ファムビル®など)が重要である．自覚症状の程度に合わせて鎮痛薬を処方する．
- 外用剤はさまざまなものが使われているが，内服治療がされていれば，外用薬による治療効果への影響はほとんどない．バラマイシン®軟膏，ワセリン，フェナゾール®軟膏，アズノール®軟膏など，種々の外用薬が用いられているが，これらは水疱・びらん・炎症に対して用いられており，ウイルスに対する直接的作用は期待されない．
- なお，抗ウイルス薬含有軟膏は，内服とともに処方すると保険適用外となることが多い．
- 帯状疱疹の診察においては，発生部位による合併症の有無と，ウイルス血症の併発による汎発化や発熱など全身状態の異常に留意するべきである．
- 三叉神経第1枝領域，第2枝領域の帯状疱疹では，しばしば角膜ヘルペスによる角膜損傷を併発する．治療は抗ウイルス薬含有軟膏の塗布であるが，眼科で定期的に検査を受ける必要がある．
- また，耳周囲に生じた場合には，顔面神経麻痺を併発する場合がある．顔面神経麻痺は帯状疱疹の軽快から1〜2週で生じることもあり，注意と説明が必要である．
- 顔面神経麻痺を生じた場合には，点滴ステロイドによる治療が必要になるため，麻痺の評価を含めて耳鼻科の診察を受ける．
- 腹部に生じた場合には便秘の併発，肛門周囲に生じた場合には肛門・直腸障害を併発することがある．
- 汎発化や発熱はウイルス血症に伴う重篤化のサインであり，入院での点滴治療も考慮する．肺炎や髄膜炎を併発することもあり，呼吸器症状や頭痛・神経症状についても注意が必要である．

> **処方例**
> ファムビル®錠(250 mg)　1日2錠　1日3回　毎食後　7日間
> アズノール®軟膏　1日1〜2回　塗布
> ＋適宜消炎鎮痛薬を追加する．

5 アテローム，せつ，よう，胼胝，鶏眼，いぼ

POINT
- 発症頻度が比較的高く，救急の現場でも遭遇する疾患として，炎症性粉瘤（アテローム）の処置は重要である．
- 臨床像が似る疾患として「せつ，よう」がある．

粉瘤

- 皮膚に生じる囊腫で，表皮と連続性があり，囊腫壁は表皮や毛囊の上皮からなる（図1）．臨床的には皮内の結節であり，中央に毛孔が開大したような黒点が観察できることがある．炎症を伴わない場合には，救急での処置は不要である．治療は摘出手術である．

炎症性粉瘤

- 粉瘤に炎症を生じたものであり，囊腫壁の破綻による異物反応や細菌の二次感染が原因となる（図2）．貯留した膿により波動を触れる場合や，炎症による強い疼痛がある場合は，皮膚切開の積極的適応である．

処置・処方
- 最も波動を触れる部位に皮内に局所麻酔薬を注射し，鎮痛が確認できてから，同部に切開を入れる．粉瘤の大きさにもよるが，通常は1cmほどの切開で十分に粥状物，膿の排出が可能である．切開部は縫合せず，ドレナージができるようガーゼを込めておくとよい．炎症や排膿が落ち着くまでは通院での処置を指示し，同時に抗菌薬の内服治療を行う．
- 炎症を伴った粉瘤の摘出については，炎症が落ち着いてから2か月前後経過してからでないと完全切除が難しく，再発するリスクを伴う．

せつ，よう

- 毛囊炎の悪化により，周囲に細菌感染が波及したもので，せつと

❺ アテローム，せつ，よう，胼胝，鶏眼，いぼ ● 277

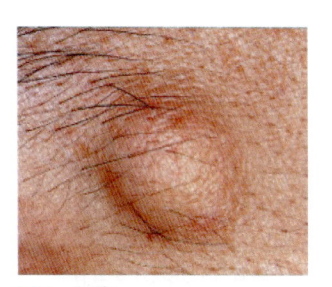

図1 粉瘤

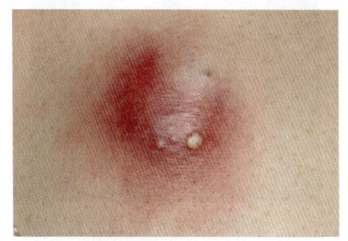

図2 炎症性粉瘤

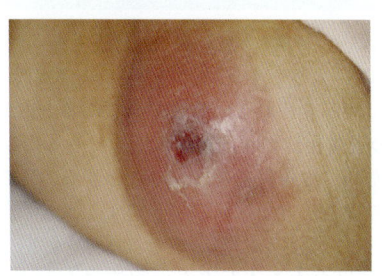

図3 よう

ようは同一のスペクトラムにある疾患である(図3)．単一の毛嚢に生じたものが「せつ」，複数の毛嚢にまたがるものを「よう」という．
- 治療は炎症性粉瘤と同様で，切開・排膿と抗菌薬治療である．

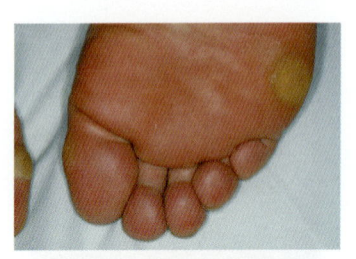

図4 胼胝(いわゆる「タコ」)

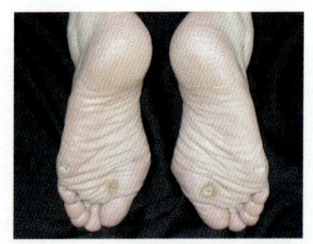

図5 鶏眼(いわゆる「魚の目」)

● 胼胝, 鶏眼

- いわゆる「タコ」が胼胝（べんち），「魚の目」が鶏眼（けいがん）である（図4, 5）．いずれも靴のサイズ・大きさや足の形，歩き方を要因として発症する．胼胝の多くは痛みを伴わない角質肥厚である一方で，鶏眼は中央部の"芯"の過角化により，同部の圧迫による痛みを生じる．
- その痛みのため，皮膚科を受診することがある．この「芯」にあたる部分を削り取ることで，痛みが改善する．
- 削り方のコツは，鶏眼の「芯」にあたる部分を陥凹させること，かつ深追いして出血することのない程度にとどめることである．削った後も，多少の痛みの残存はある．多くは1か月以内に過角化による痛みを再度生じるため，定期的な処置が必要である．
- 過角化に対して，スピール®膏を用いて角質を軟化させる治療を併用することもある．また，芯の部分に荷重がかからないように，市販されている魚の目パッドなどを併用するのも効果的である．

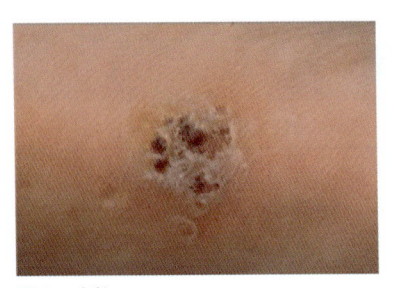

図6 疣贅

● 疣贅(ゆうぜい)

- ヒトパピローマウイルス(HPV)感染により,感染細胞の角化亢進をきたし,疣状になったものを指す(図6).放置すると増数・増大する.臨床的な特徴は,点状出血斑と不整な過角化である.10代までの患者が「魚の目」を主訴に来院した場合のほとんどが,この疾患である.
- 液体窒素で治療するため,救急での対応は必要ない.胼胝や鶏眼で用いるスピール®膏を貼らないように注意する.

6 爪周囲炎, ひょう疽

> **POINT**
> - 爪周囲炎は, 細菌性爪囲炎やひょう疽と同義とされる. その原因としては, 陥入爪や外傷が多い. 膿瘍を形成すると強い痛みを伴うが, 排膿処置により速やかに改善することが多い.

● 爪周囲炎

- 爪周囲に生じた感染によって発赤・腫脹を生じたもので, 側爪郭に生じた傷や陥入爪などをきっかけに起こる(図1, 2). 拍動性の疼痛を伴い, 大小の膿瘍を形成することが多い.
- 起因菌は黄色ブドウ球菌や溶連菌, 緑膿菌であることが多い. 膿の貯留があれば排膿し, 抗菌薬の内服・外用にて治療する.

● 陥入爪

- 爪の角などが皮膚に食い込んでしまったものであり, 食い込むことでの痛みや食い込んだ傷への感染による痛みで受診する(図3). 食い込んだ状態が続くと, 肉芽の過形成を生じ, 爪の陥入が治りにくくなる.
- 応急的には陥入部の爪の切除であり, 必要に応じて局所麻酔を併用する. 軽度であればテーピングでも除痛が可能であるが, 救急で受診する患者の状態には適さないことが多い. その他, ワイヤー法, 爪クリップによる矯正も行われており, 応急処置の後に皮膚科の受診をすすめるとよい.

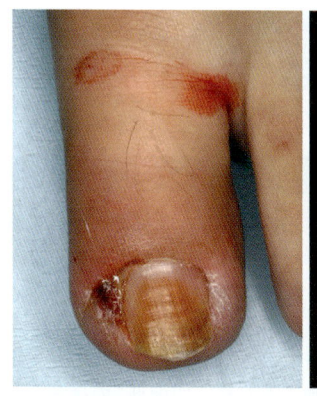

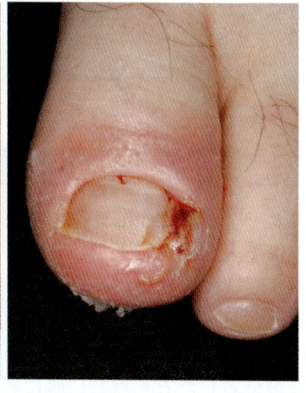

❻ 爪周囲炎，ひょう疽 ● 281

図1 爪周囲炎

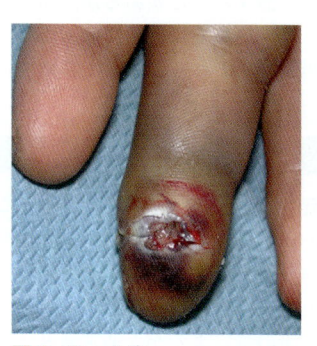

図2 ひょう疽 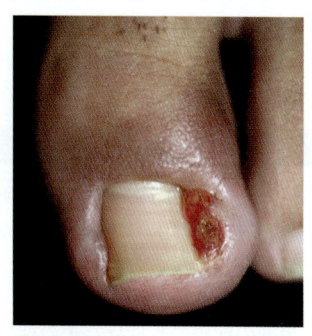 図3 陥入爪

7 虫刺され

● 毒蛾皮膚炎

- チャドクガなどの毛虫の針によって生じる皮膚炎で，春から秋にかけて発生がみられる．5，6月と9月にピークがあり，ツバキやサザンカをはじめとしたツバキ科の植物に近寄ることで刺されることが多い．
- 均一な大きさの紅色丘疹が多発することが特徴で(図1)，毛虫の針が付着した衣類越しに肌に刺さるため，間擦部*では多発しやすい．刺されてから2，3日は紅色丘疹が新生することがある．
- かゆみが強く，掻き壊した状態で受診することがあるが，強力なステロイド外用薬をもってしても，治癒までに1週間ほど要することが多い．治療はステロイド外用で，かゆみに対して補助的に抗アレルギー薬を処方する．

● 蜂刺症

- ハチに刺されることによる局所症状と全身症状を指し，原因となるハチはスズメバチ，アシナガバチ，ミツバチが多い．蜂刺症で最も問題になるのはアナフィラキシーであるが，マイナー外科領域では患部の腫脹や針の残留の有無について診ることが多い．
- 患部の腫脹の程度はハチの種類と毒の量によるが，通常痛みは刺されてから数時間〜1日で軽快する．患部のかゆみと腫れは数日続き，硬結を残す．また，ミツバチの場合，針が刺さったままであることがあり，患部を注意深く診察し，残存している場合には除去する．
- 治療はステロイド外用と患部の冷却が標準であるが，腫脹が強い場合にはステロイドの内服治療を行う．

---

*間擦部…皮膚がこすれて摩擦を受ける場所(頸部，腋の下，肘，膝，乳房の下，陰部，肛門の周囲など)

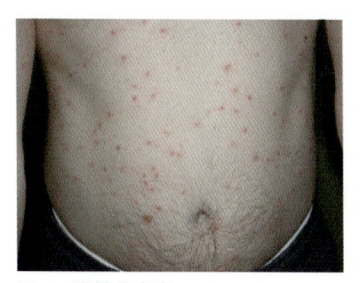

図1　毒蛾皮膚炎

> **処方例**
> ・軽度の場合…デルモベート®軟膏　1日2〜3回塗布
> ・重度の場合…プレドニン®錠(5 mg)　1回1錠　1日3回　3日分

● ムカデ刺症

- ムカデによって咬まれて生じるが，受傷部の発赤・腫脹のほか，しびれや疼痛を伴うことが特徴である(図2)．
- 疼痛のために内服での鎮痛薬を要することもある．特異的な治療がないため対症療法になるが，稀にアナフィラキシーを生じることがあり，発症後2〜3時間までは注意を要する．

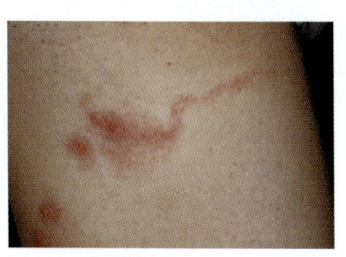

図2　ムカデ刺症

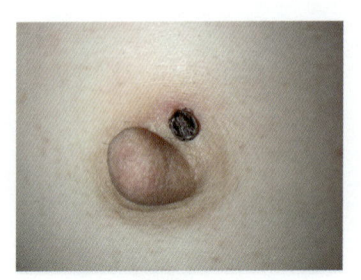

図3 マダニ刺咬症

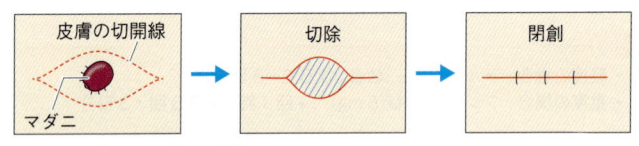

図4 マダニの切除の仕方

● マダニ刺咬症

- 山野に生息するマダニにより刺される疾患で，アウトドアでの活動において刺されることが増えている(図3)．いったん刺されると離れず，無理に取ろうとすると口器が残存し，異物肉芽腫を形成するため注意が必要である．そこで，治療は局所麻酔下に**皮膚ごとマダニを切除すること**となる(図4)．
- マダニ刺咬症では，続発性の感染症にも注意が必要である．刺されてから2週間ほどで紅斑や丘疹が出現し発症するライム病などであり，無理に虫を取った場合に生じやすいといわれている．
- ライム病は抗菌薬(テトラサイクリンもしくはペニシリン)で治療すれば，約1～2週間で軽快する．

⑧ 咬創

> **POINT**
> - ヒトや動物による咬傷は，咬まれた箇所の組織損傷と，同部への感染が問題となる．組織損傷の程度のほか，咬んだ動物によって初期治療が異なるため，感染拡大を避けるためにも重要である．

創傷治療

- 創傷については，十分量の水道水を用いて洗浄してから，深さのある創であればサーフロー針を接続した注射器に生理食塩水を入れ，患部を圧洗浄する．創傷の範囲や程度により，必要に応じて局所麻酔薬を併用する．
- また壊死組織がある場合には外科的に切除する．創閉鎖については，感染の続発による悪化の可能性を鑑み，待機的に行うことが推奨される．

感染予防および感染治療

- 感染予防は，初期治療である創洗浄によって，ある程度達成可能である（図1, 2）．しかし，しばしば創周囲が発赤・腫脹するため，抗菌薬の予防的または治療的投与が必要になる．
- ヒトの咬傷に伴う感染では *Eikenella corrodens* が最も多く検出され，イヌによる咬傷において検出されるパスツレラ属（*Pasteurelle canis* および *P. multocida*），*Capnocytophaga canimorsus* と同様に広域ペニシリンに感受性がある．
- ネコによる咬傷においては，*P. multocida* の保菌率が高いため，ニューキノロン系抗菌薬が予防および治療に推奨されている．グラム陰性桿菌である *Bartonella henselae* もネコによる咬傷で感染する菌であり，ネコひっかき病*を生じる．
- ペニシリンアレルギーのある患者に対しては，代わりにクラリス

***ネコひっかき病**…リンパ節の炎症を主体とした感染症．手をひっかかれて，徐々に肘や腋窩，頸部のリンパ節が腫脹することが多い．

図1 ネコ咬傷

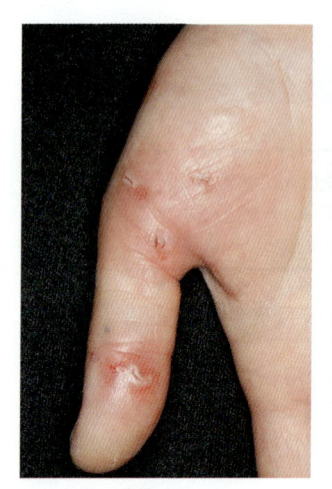

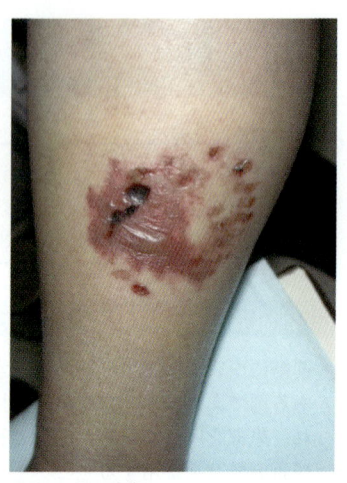

図2 イヌ咬傷

ロマイシンまたはクリンダマイシンを用いる．リス，スナネズミ，ウサギ，モルモットによる咬傷から感染することは稀であるが，ネコによる咬傷と同様に治療できる．

> **処方例**
>
> 【処方】
> ヒト，イヌ：オーグメンチン®配合錠 250 RS　1回1錠　1日2回　5日分
> ネコ　　　：クラビット®錠(500 mg)　1回1錠　1日1回　5日分
> 【ほか】
> 破傷風トキソイド筋注

● ヘビ咬傷

- ヤマカガシもしくはマムシによって生じる(図3)．マムシにおいては咬まれた箇所の腫脹と疼痛を生じるが，ヤマカガシにおいては局所症状が軽微であることが多い．ともに出血傾向を認め，時間単位で変化するため，早期には臨床症状のみならず，血液・尿データ(血小板数と凝固能，ミオグロビン尿)の変動を注視する必

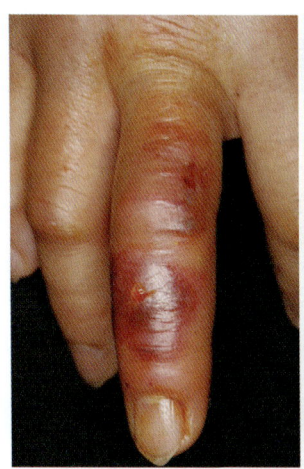

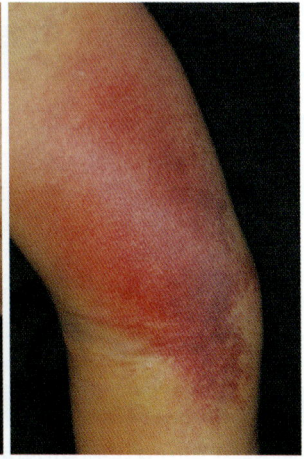

図3 ヘビ咬傷

要がある．

- 治療は患部の洗浄のほか，関節を越える進行性の腫脹がある場合には，ステロイド投与後に抗毒素血清を投与する．補液による血圧・尿量の維持に努めるが，腫脹が著しい場合には，コンパートメント症候群に陥っていると考えられるので減張切開を要することもある（➡ p.113）．

> **処方例**
>
> 【重症例での治療】
> ソル・コーテフ®注　1回 200 mg を点滴静注
> 抗毒素血清 1A（= 6,000 U）＋生食 100 mL / 1 時間で
> 2 時間後に追加投与

- 抗毒素血清はすべての医療機関に常備されているわけではないので，高次病院への転送を考慮する．

9 蜂窩織炎，丹毒

POINT

- 蜂窩織炎，丹毒はいずれも皮膚の細菌感染症であり，痛みを伴う発赤・腫脹と発熱，血液学的な炎症反応の上昇を特徴とする．速やかに抗菌薬治療を開始することが必要であるが，外科的処置を必要とする疾患や，類似した臨床像を示しつつ治療法の異なる疾患がある．見分けるコツを知っておくことで，初期治療の誤りを避けることができる．

● 診察から診断まで

細菌感染症でみられる所見の有無を確認する

- 蜂窩織炎，丹毒においては，患部の発赤・腫脹・熱感・圧痛がみられる．また，細菌感染が**脂肪を中心に広がる蜂窩織炎**（図1）は，**真皮を中心に広がる丹毒**（図2）と比較して発赤の境界が明瞭でなく観察される．
- 部位別の特徴としては，蜂窩織炎が圧倒的に下肢に多いのに対して，丹毒では顔面に生じやすい．

細菌の侵入経路になりうる皮膚の所見をみる

- 下肢に生じやすい蜂窩織炎においては，足白癬や外傷が細菌の侵入経路である頻度が圧倒的に高い．そのため，これらの所見の有無をみることや，きっかけになりうる外傷などに関する問診は欠かせない．
- 顔面に生じやすい丹毒においては，鼻孔，耳孔，眼部，口腔内から細菌が侵入するため，病変の範囲によっては耳かきなどについての問診が参考になることがある．
- 下肢に生じた有痛性の発赤・腫脹で鑑別に挙がるのが痛風（図3）であるが，細菌の侵入経路の有無や，母趾MTP関節に生じること，関節腫脹であることから判別できる．

9 蜂窩織炎, 丹毒 ● 289

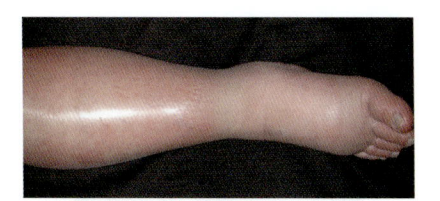

図1 蜂窩織炎

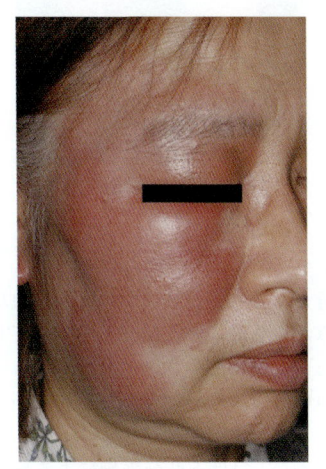

図2 丹毒

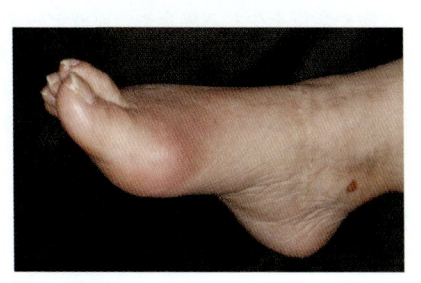

図3 痛風

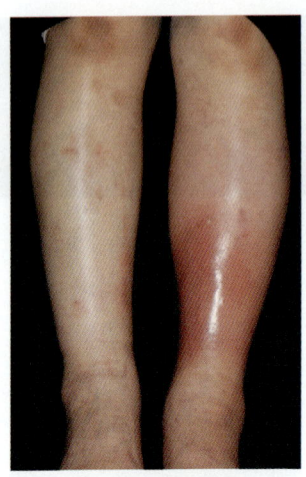

図4 うっ滞性脂肪織炎

血液検査を行う

- 蜂窩織炎，丹毒ともに感染初期においては白血球の増多と好中球の左方移動のみがみられるが，1，2日遅れてCRPが上昇する．
- 関節リウマチなどに対する生物学的製剤であるトシリズマブ投与下の患者においては血液所見が参考にならないため注意が必要である．
- うっ滞性脂肪織炎(図4)は下肢静脈瘤による静脈還流のうっ血下肢蜂窩織炎と臨床像が似るが，血液異常を伴わないことから鑑別可能である．痛風を鑑別する際には尿酸値を確認する．
- 炎症部位に水疱や紫斑を生じる場合や，血液データでCPKの上昇を認める場合には，蜂窩織炎が重症化した**壊死性筋膜炎**(図5)を発症している可能性がある．下肢，陰部などでこれらの所見が見られた場合には，バイタルが変動する前に緊急手術を要するため，炎症部位をしっかり診察する必要がある．

抗菌薬の点滴治療と，入院治療の必要性を判断する

- 下肢に好発する蜂窩織炎は，安静を保つことが困難であることや，治療に抵抗する場合があることから，入院での治療が好ましい．

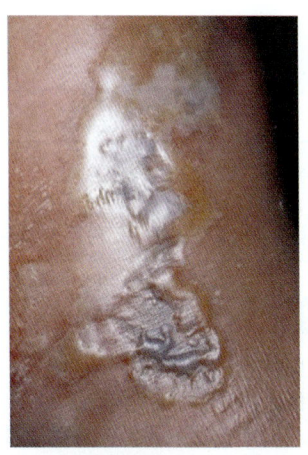

図5　壊死性筋膜炎

丹毒は顔面に生じやすく，外来で治療可能である．

● 治療

- 培養検査結果が得られるまでは，黄色ブドウ球菌または溶連菌を標的とし，ペニシリン系もしくは第1世代セフェム系を投与する．稀にMRSAによる蜂窩織炎も見られるため，βラクタム系抗菌薬に抵抗する場合には，MRSAに効果的な抗菌薬に変更する必要がある．

⑩ 凍傷

> **POINT**
> - 寒冷による皮膚損傷においては，加温の方法に注意が必要である．
> - 救急の現場でできうることは限られているが，急性期の対応に加え，長期的な経過の見方についても説明できることが要求される．

● 寒冷による皮膚損傷

- 寒冷傷害による皮膚損傷には，凍瘡，浸水足，凍傷，肢端紫藍症などがある．凍傷はこれらの寒冷傷害により生じる疾患の中でも重度のもので，しばしば皮膚の壊死をきたす．特に指，趾尖部，耳，鼻などに生じやすく，脱水や低酸素下の環境も影響する．
- 直接の低温刺激が細胞の凍結・壊死を生じる機序と，寒冷刺激による血管の攣縮と微小血栓形成による血流障害によって生じる．

● 症状

- 皮膚症状は，凍結した組織の深さと範囲によって異なるが，浅い凍傷では全体的に蒼白であったり，傷害部位に一致して白斑を呈する（図1）．さらに深部に達すると，腫脹や水疱・びらんを生じ，感覚障害が出現する．
- 凍傷の重症度は初診時の皮膚の診察のみでは判別できない場合があり，数日かけて深達度が判定できるようになることもある．

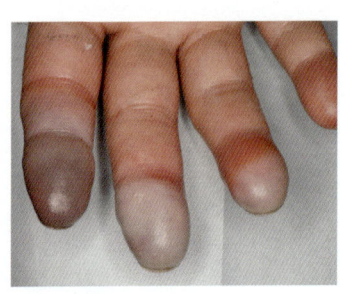

図1　凍傷

● 治療

- 治療は，凍結した状態に対する初期治療と，温めてからの治療との2段階に分けられる．
- まず初期治療においては，感覚障害があるためにやけどしないよう37〜40℃前後のぬるま湯で30分ほどかけて温める．暖房器具や高温な湯を用いることは避ける．かゆみや痛みを生じるため，適宜経口鎮痛薬を使用する．
- その後，患部の清潔を保ちつつ，抗菌薬含有軟膏などを塗布してガーゼで被覆する(いわゆる wet dressing)．

⑪ 熱傷，日焼け

> **POINT**
> - 皮膚に及ぼされる過剰な熱刺激によって，さまざまな強度の皮膚障害を生じる．この熱刺激が強度であると，皮膚や皮下組織は損傷を受け破壊される．
> - 体表面積の50％以上の熱傷では死亡する確率が高い．Ⅱ度熱傷30％以上，もしくはⅢ度熱傷10％以上の熱傷を重症熱傷と呼ぶ．日本熱傷学会は深達度により熱傷を4つに分類している（図1）．

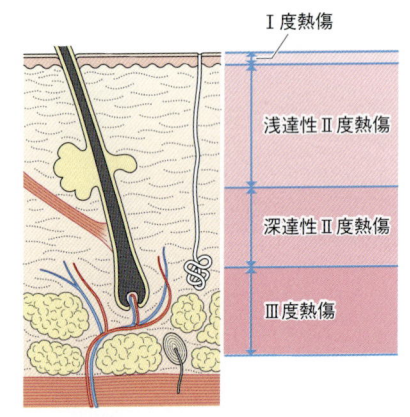

図1　熱傷深度（日本熱傷学会熱傷深度分類）

Ⅰ度熱傷（EB：epidermal burn）

- 表皮内に限局した熱傷をⅠ度熱傷という．日焼け，すなわち日光による皮膚障害もⅠ度熱傷に相当する．表層の熱感と痛みが強く，充血により赤くなる．表皮のみの損傷にとどまり，回復期に鱗屑や表皮剥離を伴うことがある．

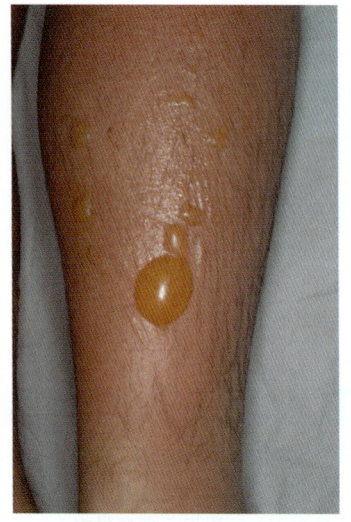

図2　Ⅱ度熱傷

● Ⅱ度熱傷（DB：deep burn）

- 水疱やびらんの形成を認める皮膚損傷で，表皮のみならず，真皮にまで皮膚障害が及ぶものを指す（図2）．皮膚全層には及ばない．Ⅱ度熱傷は，さらに比較的浅いもの（浅達性Ⅱ度熱傷＝SDB：superficial dermal burn）と比較的深いもの（深達性Ⅱ度熱傷＝DDB：deep dermal burn）に分類される．

浅達性Ⅱ度熱傷（Ⅱs）

- 真皮の乳頭層までの皮膚損傷で，針などで刺すと疼痛がある．通常は2週前後で瘢痕化せずに治癒する．

深達性Ⅱ度熱傷（Ⅱd）

- 色調はやや蒼白で，疼痛が少ない．網状層に至る皮膚損傷で，付属器も障害される．自然治癒が期待できるが，上皮化に1か月以上を要し，瘢痕化する．

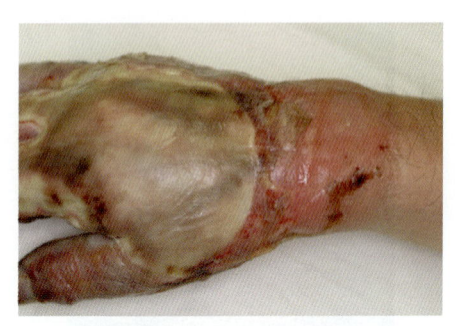

図3 Ⅲ度熱傷

● Ⅲ度熱傷(DB：deep burn)

- 表皮と真皮の全層に加えて皮下組織に皮膚損傷を負った状態をⅢ度熱傷と呼び，熱傷により壊死した皮膚が蜜蝋のような白色となる(図3)．血管は凝固し，黒褐色調を呈する．
- 針で刺しても疼痛を感じない．皮膚全層が損傷されるため，上皮化が期待できない．損傷の範囲が広い場合には，植皮術または皮弁による再建が必要になる．

● Ⅳ度熱傷

- Ⅳ度は日本熱傷学会の分類には含まれないが，皮膚および皮下組織が全層性に損傷を受け，さらに深部組織である腱や筋肉，骨に至るものを指す．損傷の深さゆえに，患肢切断や複合組織移植術を要す．

● 化学熱傷

- 酸やアルカリなどによる皮膚損傷で，化学物質による蛋白凝固作用により生じる(図4)．それぞれの物質，濃度，量，接触時間によって損傷の程度が変わり，また多くの場合で進行性である．そのため，通常の熱傷に比べて長時間の患部洗浄が推奨されている．
- 中和剤は用いない．1～2週で深度が明瞭化することが多く，明瞭化した後は通常の熱傷と同じ処置を行う．
- フッ化水素による化学熱傷においては，高度の疼痛と低カルシウ

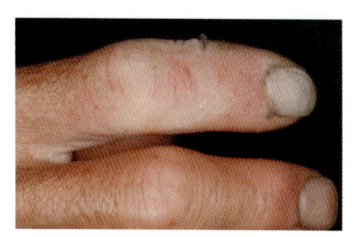

図4　化学熱傷

ム血症,肝腎障害を生じうるため,入院加療が必要である.大量の水で洗浄するとともに,8.5％グルコン酸カルシウム(カルチコール®)を受傷部および周囲に局所注射する.加えてカルチコール® 10 mL＋生食 40 mL を 3〜4 時間かけて動注する.心電図モニターと定期的な血清カルシウム測定をし,経過を見る.

索引

和文

あ
アイケア® 152
アキレス腱断裂 116
アシナガバチ 282
アズノール®うがい液4% 76
アズノール®軟膏 275
アテローム 276
アデノウイルス 173
アドナ 239
アフタ性口内炎 73
アフタッチ® 75
アルメタ® 270
アレグラ® 269
アレジオン®点眼液 0.05% 156
アレロック® 269
アンビュー®バッグ 68, 120
亜脱臼，歯 60
足関節，靱帯損傷 125
足関節底屈位シーネ固定 116
熱い涙 183

い
イソゾール® 68
イヌ咬傷 286
インフルエンザ菌 175, 194
いぼ 276
異物
　── の除去 3
　── の対処法 101
一過性黒内障 161
咽頭異物 205
咽頭ジフテリア 214
咽頭の解剖 190

陰茎折症 259
陰茎背神経ブロック 257
陰囊外傷 252
陰囊症，急性 249
陰囊痛 227
陰囊内嵌頓 251

う
う蝕 45
　── の進行と抗菌薬 47
うっ滞性脂肪織炎 290
烏口突起骨折 127

え
エキザルベ® 270
エコリシン®点眼液 156
エピレナミン(エピネフリン)入りキシロカイン 41, 54
エンテロウイルス 75
会陰部痛 227
壊死性筋膜炎 86, 290
壊死性軟部組織感染症 86
炎症性粉瘤 276
嚥下時痛 219
　──，強い 216

お
オーグメンチン® 43, 286
オイラックスH® 270
オキシセル® 72
汚染創 4
黄色ブドウ球菌 174, 280
黄斑部出血 161

か
カルシウム結石 240
カルチコール® 297
ガス壊疽 86

下顎骨骨折　39, 63
下顎骨重複骨折　39
下顎枝圧迫法　68
下行性壊死性縦隔炎　89
下唇裂創　53
下腹部痛，泌尿器の　227
化学熱傷　296
化膿性関節炎　109
化膿性股関節炎　137
仮封材，歯の　48
画像診断，泌尿器科領域の　231
開口障害　28, 216
開放創　4, 94
「返し」の付いた針の摘出　103
角針　9
角膜　140
角膜異物　171
角膜潰瘍　174
角膜化学外傷　169
角膜上皮剝離　169
角膜損傷　169
肩の脱臼　119
滑車神経　146
完全脱臼，歯　59
陥入爪　280
貫通創，口腔　19
嵌頓包茎　254
外傷，眼科の　178
外傷性刺青　14
　── の予防　3
外傷性鼓膜穿孔　209
外耳道異物　202
外転神経　146
外リンパ瘻　209
顎下腺炎　79
顎間牽引　64
顎間固定　64
顎関節脱臼　66
顎口腔領域の緊急疾患　41
顎骨骨髄炎　84

顎抑制帯　65
眼圧検査　151, 153
眼窩内異物　183, 184
眼窩底骨折　23
眼窩蜂窩織炎　175
眼筋　144
眼球運動検査　150
眼球運動障害　28
眼球破裂　184
眼球穿孔　183
眼瞼　143
眼瞼裂傷　178
眼神経　146
眼内　183
眼内異物　184
顔面骨骨折　28
顔面神経　146
顔面神経麻痺　209
顔面の縫合　14

き
キシロカイン®　2, 76, 97
気道異物　211
亀頭包皮炎　255
偽痛風　108
義歯による損傷　56
魚骨異物　205
強膜　140
強膜炎　157
矯正装置による損傷　56
急性陰嚢症　249
急性関節痛　107
急性喉頭蓋炎　219
急性前立腺炎　246
急性腎盂腎炎　246
急性蕁麻疹　268
急性中耳炎　194
急性閉塞隅角緑内障　163
急性扁桃炎　213
急性膀胱炎　245
急性緑内障発作　164

急性涙腺炎　177
急性涙囊炎　176
球結膜下出血　155
球後視神経炎　162
頬骨骨折　29
頬骨弓単独骨折　31

く

クラスプ　57
クラビット®　244, 286
クラビット®点眼液 1.5%
　　　　　　　156, 169, 171-175
クラミジア　244, 249
クラリシッド®　244
クラリス®　244
クローン病　73
グリセオール®注射液　166
グルコン酸カルシウム，8.5%　297
グレースビット®　43
隅角　143

け

ケナログ®　75, 270
脛骨近位部骨折　130
頸部神経節　146
頸部膿瘍　216
鶏眼　278
血管新生緑内障　165
血尿　227, 238
結膜　144
　── のうっ血　155
結膜炎　155
結膜下出血　155
結膜裂傷　171
腱性マレット指　116
腱損傷　116
嫌気性菌臭　216

こ

コクサッキーウイルス　75
コソプト®配合点眼液　166
コンパートメント症候群　113
呼吸困難感　219

股関節の骨折　129
光覚弁　150
口腔の解剖　34
口腔貫通創　19
口腔内
　── の縫合　18
　── の麻酔　41
口腔内軟組織の損傷　53
口唇　18
抗ヒスタミン薬　268
咬合不全　28, 63
咬創　285
虹彩　140
虹彩毛様体炎　156
後房　143
高浸透圧薬　166
高尿酸血症　107
喉頭異物　211
喉頭蓋炎　216
喉頭の解剖　190
骨性マレット指　116
骨髄炎　83

さ

サワシリン®錠　43, 46
サンピロ®点眼液 2%　165
再発性アフタ性口内炎　73
再発性角膜上皮びらん　169
細隙灯顕微鏡　152
三叉神経第 1 枝　146
三叉神経痛　45
霰粒腫　173

し

シーネ固定　92
シラー法　100
ジスロマック®SR　43, 244
指神経の伝達麻酔　97
指数弁　150
視神経　143
　── の解剖　147
視神経炎　162

視神経管骨折　161, 179
視野検査　151
視力検査　150
歯冠破折　60
歯根破折　61
歯式　34
歯周炎　49
歯周組織の炎症　49
歯性上顎洞炎　77
歯槽骨骨折　58, 62
歯肉炎　49
歯肉のしびれ　28
耳介血腫　221
耳介の縫合　21
耳介部分欠損の処置　21
耳下腺炎　79
耳鏡　192
耳痛　193
耳輪縁の挫創　22
膝関節穿刺
　——, 外側法　110
　——, 前方法　111
膝蓋骨脱臼　122
真皮縫合　6, 11
深頸部膿瘍　85
深指屈筋　118
深達性Ⅱ度熱傷　295
滲出型加齢黄斑変性　161
靱帯損傷　124
腎盂腎炎, 急性　246
蕁麻疹　268
湿疹　269
遮光クリーム　13
手指, 靱帯損傷　124
手動弁　150
舟状骨骨折　128
小児の四肢外傷　132
硝子体　143
硝子体出血　160
踵骨骨折　131

食道異物　207
上顎骨折　31
上顎前歯部破折　40
上顎洞炎　77
上眼瞼の翻転　168
上強膜炎　157
上口唇のしびれ　28
上唇小帯裂創　55
上部尿路結石　240
上腕骨顆上骨折, 小児の　134
静脈麻酔法　120
　——, 顎関節脱臼　68

す
スズメバチ　282
ステープラー　5
スティムソン法　121
ステロイド薬の強度　270
スポンゼル®　72
水晶体　140
水晶体融解緑内障　165
水痘・帯状疱疹ウイルス　74
垂直マットレス縫合　6

せ
セルテクト®DS　269
ゼロポジション法　121
せつ（癤）　276
生理的硝子体混濁　159
精索静脈瘤　250
精索捻転　249
精巣　226
精巣炎　250
精巣上体炎　249
精巣上体垂捻転　250
精巣垂　250
赤唇口腔粘膜移行部　18
赤唇縁　18
石灰沈着性腱板炎　109
浅指屈筋　118
浅達性Ⅱ度熱傷　295
線状骨折　25

索引 ● 303

穿孔性眼外傷　183
舌下腺炎　79
前房　143
前房出血　180
前立腺　226, 232
前立腺炎, 急性　246

そ
ソフラチュール®　6
ソル・コーテフ®　287
鼠径ヘルニア　251
爪下血腫　99
爪周囲炎　280
創傷処置後のケア　95
創傷の処置　2
創傷被覆材　6
創トラブルの原因　7
創内異物
　―― のチェック　2
　―― の摘出　14
　―― の除去　4

た
タベジール®　269
タリビッド®眼軟膏
　　　　169, 171-173, 175, 178
ダーマボンド®　5
ダラシン®　43, 44
対光反射　149
帯状疱疹　74, 273
丹毒　288
単結節縫合　6
単純性股関節炎　136
単純ヘルペスウイルス　74
大腸菌　243, 249
大腿骨近位部骨折　129
大腿骨頸部骨折　129
脱臼　119
脱臼整復時の麻酔　120

ち
チアミラール　68
チオペンタール　68, 120

チモプトール®点眼液 0.5%　165
チャドクガ　282
チンキャップ　65
智歯周囲炎　49
竹節骨折　132
中手骨基部骨折　128
中毒性表皮壊死症　271
中毒疹　270
肘内障, 小児の　135
腸球菌　243
直像鏡　153

つ
釣り針　103
痛風　107, 288
爪の処置　99
強い嚥下時痛　216

て
テーピング, 創の　5, 13
ディプリバン®　68, 120
デキサルチン®　75
デブリドマン　4, 94
デルモベート®軟膏　270, 283
手足口病　75
伝染性単核球症　213
電気性眼炎　170

と
トノペン®　152
トランサミン®　239
トルソプト®点眼液 1%　166
トレックス®ガーゼ　6
トロビシン®　244
凍傷　292
橈骨神経麻痺　106
動眼神経　145
動脈圧測定ライン　114
毒蛾皮膚炎　282

な
内頸動脈海綿静脈洞瘻　158
軟口蓋の刺創　53
軟骨の縫合, 耳介　21

に

二重牽引法　121
尿一般検査　229
尿管　224
尿管結石　240
尿検査の結果の見方　229
尿沈渣　229
尿道　226
尿道炎　244
尿閉　236
尿路感染症　243

ね

ネコひっかき病　285
ネコ咬傷　286
捻挫　124

は

ハンドスリット　153
バイクリル®　8, 18, 54
パラマイシン®軟膏　5
バルトレックス®　75, 274
パスツレラ属　285
パセトシン®　43
パノラマX線写真
　——とCTの使い分け　38
　——の撮影ポジション　38
はやり目　173
歯
　——の仮封材　48
　——の外傷　58
破傷風トキソイド　95
破折，歯　60
排尿時痛　227
肺炎球菌　194
蜂刺症　282
鼻の解剖　188
針の摘出，「返し」の付いた　103
麦粒腫　173
抜糸　11
抜歯後出血　70
抜糸後創ケア　11

ひ

ヒアレイン®点眼液0.1%　169, 171
ヒポクラテス法　67
ビブラマイシン®　244
ひょう疽　280
皮膚炎　269
皮膚結節縫合　6
皮膚欠損創　4
皮膚欠損用創傷被覆材　7
皮膚接着剤　5
皮膚の解剖　262
皮膚縫合　9
非固着性シリコンガーゼ　6
泌尿器科領域の画像診断　231
泌尿器の解剖　224
飛蚊症　159
鼻出血　197
鼻骨骨折　29
鼻内異物　204

ふ

ファスナー食い込み，包皮の　256
ファットパットサイン　134
ファムビル®　274, 275
ファロム®　43
フィニバックス®　44
フルコート®　270
フルメタ®　270
フルメトロン®点眼液0.1%
　　　　　　　　　156, 157, 173, 174
ブドウ球菌属　175, 176
プレドニン®　270, 283
プロポフォール　68, 120
不完全脱臼，歯　60
不全骨折　132
吹き抜け型骨折　25
含み声　216
複視　28
粉瘤　276

へ

ヘビ咬傷　286

ヘルパンギーナ 75
ヘルペス性歯肉口内炎 74
ベーチェット病 73
ベーラー角 131
ベストロン®点眼用 0.5% 156, 175
ベノキシール®点眼液 0.4% 170, 171
ペア血清 75
閉鎖型骨折 26
閉鎖性腱損傷 116
辺縁性歯周炎 49
扁桃周囲膿瘍 216
胼胝 278

ほ
ボスミン® 71, 268
ボタン型電池, 食道異物 207
ボルカース法 67
ボルスター固定 21
ボルタレン®サポ 46
ポララミン® 269
包皮のファスナー食い込み 256
蜂窩織炎 83, 288
蜂巣炎 83
縫合, 顔面の 14
縫合糸痕 17
縫合糸の選択 8
縫合閉鎖 5
縫合閉創 5
縫合法の基本 8
縫合前処置 14
頬のしびれ 28
膀胱 224, 232
膀胱炎, 急性 245

ま
マダニ刺咬症 284
マムシ 286
マレット指 116
マンニットール®注射液 166
麻疹 75
麻酔 2
――, 口腔内の 41

――, 脱臼整復時の 120
丸針 9

み・む
ミツバチ 282
ミドリン®P点眼液 157
ミノマイシン® 244
ミルヒ法 121
耳の解剖 188
脈絡膜 143
ムカデ刺症 283

め
メイアクトMS®錠 46, 173
メロセル 198
メロペン® 44
眼
―― が見えない 159
―― が赤い 155
―― の違和感 168
―― の解剖 140
―― の感染症 173

も
モノフィラメントナイロン糸 8, 54
モラキセラ・カタラーリス 194
ものもらい 173
毛様体 142
網膜 142
網膜中心動脈閉塞症 160

や
ヤマカガシ 286
薬剤性過敏症症候群 271

ゆ
ユナシン® 43
ユナシンS® 43
指輪を外す 104

よ
よう(癰) 276
用手的圧迫止血, 鼻出血 197
溶連菌 280
腰背部痛 227

ら
ライム病　284
ラボナール®　68, 120

り
リングカッター　105
リンデロン DP®　270
リンデロン VG®　270
リンデロン®点眼液 0.1%　157, 165
淋菌　244, 249
淋菌性結膜炎　156
流行性角結膜炎　173
緑内障　163
緑膿菌　174, 176, 243, 280

る
涙腺　144
涙道　144

れ
裂孔原性網膜剥離　159
連鎖球菌属　174-176

ろ・わ
ロコイド®　270
ロセフィン®　43, 244
ロピオン®　46
露髄, 歯　60
若木骨折　132

数字・欧文

数字
2方向撮影　92
8.5%グルコン酸カルシウム　297
8万倍希釈アドレナリン添加 2%リドカイン　41, 54, 56, 70
Ⅰ度熱傷　294
Ⅱ度熱傷　295
Ⅲ度熱傷　296
Ⅳ度熱傷　296

A
A-line　114
anatomical snuff box　129

B
Bartonella henselae　285
BB 弾, 異物　202
Behçet 病　73
Böhler 角　131
Borchers 法　67

C・D
Capnocytophaga canimorsus　285
CM 関節脱臼骨折　128
Crohn 病　73
CT とパノラマ X 線写真の使い分け　38
DEXON®　54

E
EB ウイルス　213
Eikenella corrodens　285
EKC　173
epidemic keratoconjunctivitis　173

F
fat pad sign　134
FDP テスト　118
FDS テスト　118
Fournier 壊疽　260

H・K
Hippocrates 法　67
HSV　74
KUB　234

L
Le Fort 型骨折　31
Lisfranc 関節脱臼骨折　130

M・O
Maxon®　54
Milch 法　121
moist wound healing　7
Oberst ブロック　97

P
P. multocida　285
Pasteurelle canis　285
Patrick 発痛帯　45
PDS®　8, 54

pennis fracture 259

S

Salter-Harris 分類 132
Schiller 法 100
Stenon 管開口部 81
Stevens-Johnson syndrome(SJS) 271
Stimson 法 121

T

temporary crown 48
Thompson テスト 116

toxic epidermal necrolysis(TEN) 271
trap door type 骨折 24

V

vermillion border 18
VZV 74

W・Y・Z

wet dressing 95, 293
Y 撮影 127
zero position 121

④ 手の骨

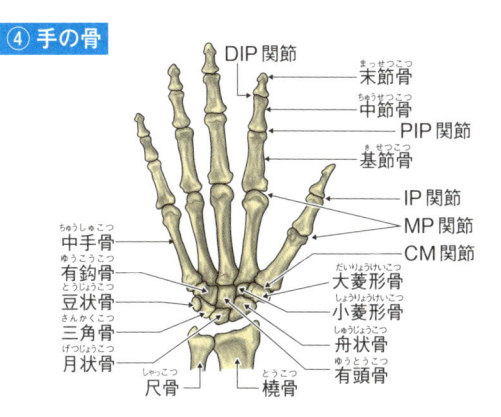

- DIP関節
- 末節骨
- 中節骨
- PIP関節
- 基節骨
- IP関節
- MP関節
- CM関節
- 中手骨
- 有鈎骨
- 豆状骨
- 三角骨
- 月状骨
- 尺骨
- 橈骨
- 大菱形骨
- 小菱形骨
- 舟状骨
- 有頭骨

⑤ 足の骨(正面)

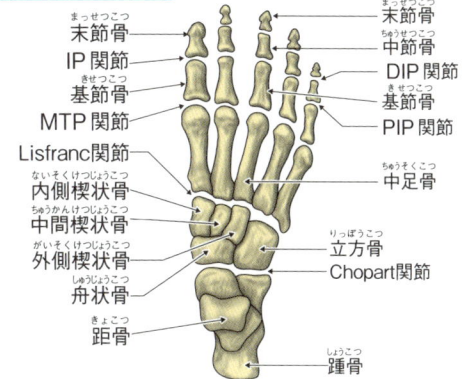

- 末節骨
- IP関節
- 基節骨
- MTP関節
- Lisfranc関節
- 内側楔状骨
- 中間楔状骨
- 外側楔状骨
- 舟状骨
- 距骨
- 踵骨
- 末節骨
- 中節骨
- DIP関節
- 基節骨
- PIP関節
- 中足骨
- 立方骨
- Chopart関節

⑥ 足の骨(側面)

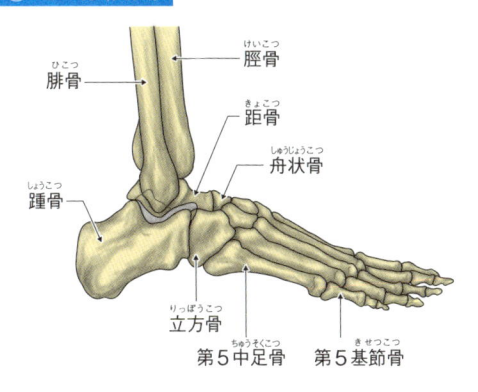

- 脛骨
- 腓骨
- 距骨
- 舟状骨
- 踵骨
- 立方骨
- 第5中足骨
- 第5基節骨

⑦ 耳の解剖

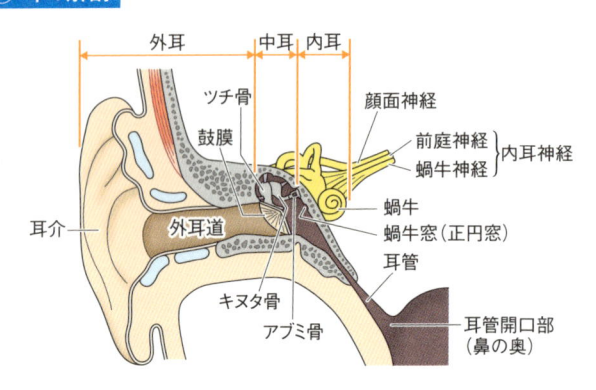

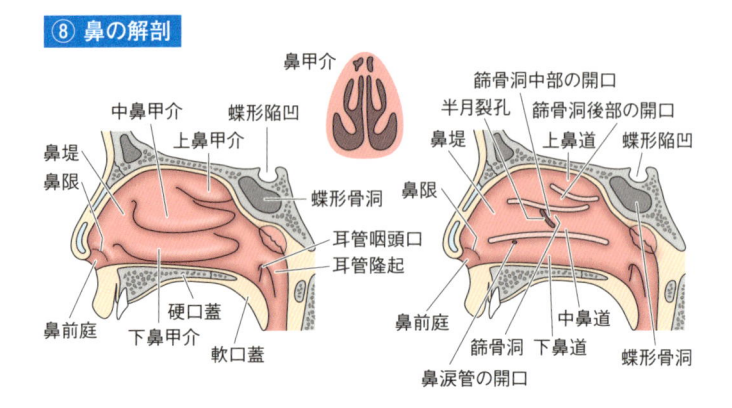

- 外耳
- 中耳
- 内耳
- ツチ骨
- 鼓膜
- 顔面神経
- 前庭神経 ┐内耳神経
- 蝸牛神経 ┘
- 耳介
- 外耳道
- 蝸牛
- 蝸牛窓（正円窓）
- 耳管
- キヌタ骨
- アブミ骨
- 耳管開口部（鼻の奥）

⑧ 鼻の解剖

- 鼻甲介
- 中鼻甲介
- 上鼻甲介
- 蝶形陥凹
- 篩骨洞中部の開口
- 半月裂孔
- 篩骨洞後部の開口
- 鼻堤
- 上鼻道
- 蝶形陥凹
- 鼻堤
- 鼻限
- 蝶形骨洞
- 鼻限
- 耳管咽頭口
- 耳管隆起
- 鼻前庭
- 硬口蓋
- 下鼻甲介
- 軟口蓋
- 鼻前庭
- 篩骨洞
- 中鼻道
- 下鼻道
- 蝶形骨洞
- 鼻涙管の開口